ICUから始める 離床の基本

あなたの施設でできる
早期離床のヒケツ教えます！

劉 啓文、小倉崇以／著

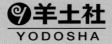

謹告

　本書に記載されている診断法・治療法に関しては，発行時点における最新の情報に基づき，正確を期するよう，著者ならびに出版社はそれぞれ最善の努力を払っております．しかし，医学，医療の進歩により，記載された内容が正確かつ完全ではなくなる場合もございます．

　したがって，実際の診断法・治療法で，熟知していない，あるいは汎用されていない新薬をはじめとする医薬品の使用，検査の実施および判読にあたっては，まず医薬品添付文書や機器および試薬の説明書で確認され，また診療技術に関しては十分考慮されたうえで，常に細心の注意を払われるようお願いいたします．

　本書記載の診断法・治療法・医薬品・検査法・疾患への適応などが，その後の医学研究ならびに医療の進歩により本書発行後に変更された場合，その診断法・治療法・医薬品・検査法・疾患への適応などによる不測の事故に対して，著者ならびに出版社はその責を負いかねますのでご了承ください．

はじめに

　私がまだ若手の救急集中治療医であった頃のICUでの話です．ある重症患者を担当し，日々血液検査やX線写真などの検査結果がよくなるのをみて，私は自信ありげに意気揚々とICUに来ました．しかし，患者の顔を見て衝撃を受けました．前日より明らかに疲れ，やつれ，まるでどんどん重症化しているようでした．自分は一体何をしているのか，間違った治療をしているのだろうか．早期離床やPICSに携わるきっかけとも言える出来事でした．そのときの私は，患者さんの人生・未来に思いをはせることができていなかったように思います．

　現在は空前の離床ブームと言っても過言ではないでしょう．各学会が，こぞってこのテーマを取り上げ，さまざまなシンポジウムやパネルディスカッションが組まれているのを皆様も目にしたことがあるのではないでしょうか．患者，家族，そして社会に大きな損失をもたらすICU退室後症候群（PICS）にスポットライトが当たり，その対策に医学会が一丸となって取り組んでいます．救命ばかりが議論されてきた一昔前と比べると，これは非常によい傾向だと思います．しかし，最近は少し過熱し過ぎて方向性が違うのではと思うことがあります．早期離床というのはただのツールであり過程です．患者が社会に帰るにあたり必須のものではありません．どうしたら上手く離床が達成できるのか，どのような離床のシステムがよいのかといった議論ももちろん大切ですが，そこで議論が終わってしまっていることが近頃は見受けられるようになりました．過程は結果のためにあります．結果とは言うまでもなく患者の社会復帰です．患者が社会へ帰るために本当は何が必要なのかをわれわれは見極めなければなりません．本書では，結果を見据え，その過程をよりよいものにするためにわれわれに何ができるのか，を詰め込んだつもりです．

　私にも家族がおり，この本を手にしてくださった皆様にも家族がいらっしゃると思います．大切な人がいざ重症患者としてICUに入ったときに，受けてもらいたいと思えるような医療を日本各地で実現するために本書が少しでもお役に立てば幸いです．

　2019年6月

著者を代表して

劉　啓文

ICUから始める 離床の基本
あなたの施設でできる早期離床のヒケツ教えます！

目　次

● **はじめに** ……………………………………………………… 劉　啓文　3

第1章　PICSと早期離床の基礎知識

1 PICS (Post Intensive Care Syndrome) ……………………………… 8

2 早期離床 ………………………………………………………… 30

第2章　早期離床の実践

1 エビデンスを実臨床の世界に
〜Quality Improvement キャンペーンのモデル …………………… 52

2 実践編①人を集めよう 〜対PICSの戦略会議 …………………… 68

3 実践編②院内整備をしよう
〜施設のバリアをクリアした前橋早期離床プロトコールの作成 …… 77

4 実践編③実際にやってみよう 〜そして成功症例は共有する ……… 93

5 実践編④評価し，さらなる向上につなげる
〜常に流動性のあるフィードバックシステムを ……………………… 109

第3章　病態ごとの離床のヒケツ

1 鎮痛・鎮静・せん妄・睡眠の整備 〜PADIS 2018 ……………… 126

2 敗血症の離床 〜カテコラミンを恐れない ……………………… 139

3 CRRT中の患者の離床
〜デバイスを恐れない，患者は動きたいと思っている …………… 145

4 脳卒中の離床 〜離床のタイミングと脳循環の管理がポイント …… 151

5 静脈血栓症のある患者の離床
〜一体いつまで寝かせているんですか?? …………………………… 157

6 各離床レベルでの工夫・注意点 〜明日から使える離床の Tips ……… 162

7 ECMO の離床 〜高い安全性の維持が ECMO 離床のキモ ……… 172

第4章 早期離床のこれから

1 多様化するバンドル！のるか？そるか？
〜ABCDE・FGHI バンドル 188

2 早期離床の可能性 〜患者をよくし，病院を変える ……… 195

3 ICU で生活する ……… 200

4 家族も支えを必要としている ……… 204

5 日常生活をとり戻し，明日をきりひらく ……… 206

● **おわりに** ……… 小倉崇以 214

● **付録** ……… 215

● **索引** ……… 220

column

①用語の整理 ……… 42

②抑制帯は必要？不必要？ ……… 45

③早期離床の歴史その1 〜戦争と早期離床 ……… 47

④早期離床の歴史その2 〜20世紀と現代の早期離床：ICU の昔と今 ……… 49

⑤いろいろな離床器具 ……… 118

⑥リハ科が参戦！前橋 ICLS（心肺蘇生コース） ……… 121

⑦本音シリーズその1 〜医師，看護師，理学療法士の本音 ……… 122

⑧早期離床・リハビリテーション加算 ……… 182

⑨離床困難症例 ……… 184

⑩早期離床は有害！？ ……… 211

⑪本音シリーズその2 〜患者の本音 ……… 212

第1章
PICSと早期離床の基礎知識

1 PICS (Post Intensive Care Syndrome) 8

2 早期離床 30

第1章　PICSと早期離床の基礎知識

1 PICS (Post Intensive Care Syndrome)

1 現代ICUの光と影

Dr. 劉 ：皆さんこんにちは．テキサス・ガルベストンの劉です．わからない
　　　　　ことがあればそのつど，何でも質問してね（ウィンク）！

研修医・看護師
　　　　　：よろしくお願いしまーす！

Dr. 劉 ：それではまず本題に入る前にいろいろと確認していきたいことがあ
　　　　　るんだ．

研修医 ：え，突然なんですかー??

Dr. 劉 ：そんなに身構えなくたっていいよ．ほんと，ちょっとした質問だけ．
　　　　　現代のICUで，医療技術は進歩しているかな，あまり変わっていな
　　　　　いかな？

研修医 ：さっすがに進歩しているんじゃないですか？ ICUに行くと次々と新
　　　　　しい機械が増えているように感じますし．

看護師 ：私は少し前からICUにいますが，毎年いろんな変化があります．こ
　　　　　れがいいんだとか，あれがいいんだというように，次々とよいもの
　　　　　が生まれては，とり入れているように感じます．

Dr. 劉 ：そうだね．今のICUに関連する知識は，まさに日進月歩という言葉
　　　　　が合っている．次々と新しい技術が開発され，そのおかげで今まで
　　　　　わかっていなかった病態生理が判明し，新しい治療法への道が拓き，
　　　　　それがさらに新しい技術の成長を促していく．医療現場のエビデン
　　　　　スは，めまぐるしく変わっていく，いいものをうたう論文は毎週，毎
　　　　　月非常に多く出版されている．ぼくたちICUにかかわるスタッフに
　　　　　とって，ついていくのが本当に大変な時代がやってきたよ．

看護師 ：えー！ 先生も大変なんですかあ？

研修医 ： 確かに．ICUの先生方は，論文をいっぱい読んで最新の知識を頭に叩き込んでおかないと，ICUでやっていることについていけないんじゃないか？って思って，ちょっと気の毒になることがあります（笑）．

Dr. 劉 ： はは（苦笑）．研修医に心配されちゃ，たまったもんじゃないな．確かにそういうイメージがあるかもしれないね．でも，全員が同じことを同じだけ調べて知見を得る必要はない．お互い補うために，違うことを学んで教え合えば，効率はグッとよくなるんじゃないかな？だから今回は，みんなが知らない，またはちゃんと知識の整理ができていないだろうなっていう分野を，講義のネタにもってきたんだ．

看護師 ： へえー．なんですか？

Dr. 劉 ： それは，PICS（Post Intensive Care Syndrome）と**早期離床**のこと．

研修医 ： PICSと早期離床…

Dr. 劉 ： そう！ PICSと**早期離床**！

看護師 ： 早期リハビリテーションとか，なんだか似たような言葉を聞いたことがあるわ．

Dr. 劉 ： へー．なんとなく，それとなく，PICSや早期離床は聞いたことがありそうだね？

研修医 ： でも，本当に名前だけで，詳しいことは知りません！ 全然！ 全く‼

Dr. 劉 ： よし．やっぱり，この講義をもってきてよかった．今回はPICSと早期離床についてしっかり勉強していこう．これについては僕の得意分野だ．講義の最後には，みんなが所属している施設でしっかりと早期離床を実践できるように，頭のなかを整理していこう！

研・看 ： はーい．

1) ICUの死亡率は改善してきている！

Dr. 劉 ： さて．ICUにおいて最も重要だと思う患者のアウトカムってなんだと思う？

研修医 ： やっぱり死亡率じゃないですか？ 死ぬか生きるか，それがICUでは一番重要視されている気がします．

Dr. 劉 ： そうだね．ICU領域の論文は，その多くがprimary outcome（一番大事な評価項目）を死亡率（mortality）としていることが多い．そ

1 PICS（Post Intensive Care Syndrome）　9

表1 死亡率の減少

主なICU疾患	少し昔		今
敗血症（重症敗血症/敗血症性ショック）[1] [2]	50%	⇒	30%
外傷（出血性ショック）[3] [4]	67%	⇒	23%
重症呼吸不全（acute respiratory distress syndrome）[5] [6]	58%	⇒	37%

れは，"わかりやすいから"なんだ．死亡率がよくなれば手っとり早く患者によいことをしていると言えるからね．だからICUで行う医療は死亡率を改善させることが大きな目標である，とも言える．

看護師：少し昔では救うことができなかった患者も，最近のICUでは何とか救命できている気がします．

Dr.劉：僕もそう思うよ．でもその"何とか救命"というのは非常に大事な感覚だ．じゃあ，実際はどれぐらい死亡率が改善してきているかわかる？ICUでよく診るような敗血症，外傷，重症呼吸不全（ARDS）などの疾患について論文上の死亡率の推移を**表1**にまとめるね．

研修医：すごい，よくなっていますね！

Dr.劉：そうなんだ，現実的に死亡率の改善を大きな目標としたICUの治療というのは，ここ数十年～数年の間に非常に大きく進歩している．Surviving Sepsis Campaignが普及してきた敗血症，大量輸血戦略やdamaged control resuscitation/damaged control surgeryなどが提唱されるようになった多発外傷，低換気療法やventilator induced lung injuryという考えが浸透してきた重症呼吸不全など，新しい概念や治療法が提唱されてわれわれの治療戦略は大きく変わってきた．救命という大きな**目的地点**に辿りつくために，われわれは多くの標準的な診療システムをガイドラインという形で手に入れることができるようになった．そうして迷わずブレず，正しい道を通って目的地までたどり着けるようになった結果，救命率は非常に大きく改善したんだね．

2) 死亡率の改善だけが目的でよいの!?

Dr.劉：それじゃぁここで，とても重要な質問をするよ．いいかい？

研・看：（固唾をごっくり…）

Dr. 劉 ： みんなが患者を治療する目標は何!?

研修医 ： え!? それは，ずばり！ 病気を治すことです!!

看護師 ： 重篤な病気から，命を救うことではないですか？

Dr. 劉 ： ありがとう，どちらも模範的な回答だ！ すばらしい!! でも違う視点からもう一度，質問したいな．患者さんが病院に入院して治療を受けるのは，一体何のためだろう？

研修医 ： やはり，病気を治すため．助けてもらうためではないんですか？

看護師 ： え…私もそう思っていますけど…．

Dr. 劉 ： 患者さんはね，当然だけど医療知識があまりない．だから，自分がどういう病気になってどういう治療が必要か？ 全然わからない．その治療が，家だとできないってときに医師は"病気を治すために入院を勧める"のだけど，なかには入院をためらう人もいなかったかな？

研修医 ： いました！ "こんな重篤な状態なのに，よく帰るって言えるなぁ"とか思ったことあります．

Dr. 劉 ： あー，やっぱり．それはね，僕たち医療者の多くが患者さんにとっての大事な部分に目を向けられていないからなんだ．

研修医 ： え……．

Dr. 劉 ： 実はね，医療スタッフは，患者が歩んできた人生を治療プランに入れていないことが多い．患者には歩んできた人生があってね，今から歩まないといけない人生がある．ある人は，重要な仕事を任された直後に入院治療を宣告されたかもしれない．ある人は，生まれたばかりの子どもがいるかもしれない．ある人は，これから余生を楽しもうとしていた矢先のことかもしれない．介護が必要な家族が家にいる人など，入院を宣告された患者の置かれている状況はさまざまなんだ．

看護師 ： そうね，確かに．

Dr. 劉 ： そりゃあね，患者の人生を把握するのは簡単なことではないけど，でも患者は，病気の治療をするためだけに入院するんじゃないんだよね．入院治療はただの過程であって，一番の目的は，病気を克服して，今までの元の生活に戻ることなんだ．仕事に復帰する，家に帰る，その形はさまざまだろうけど，病気を治すことは最終目標ではなくて，元の生活に戻ることが最終目標だってこと，それを僕たち

1 PICS（Post Intensive Care Syndrome） 11

　　　　　医療スタッフは，しっかり理解しないといけないね．

研修医　：元の生活…か．

Dr.劉　：そう！　もしそこを理解しないと，病気は治っても，体は衰弱して立てない！　歩けない！　お風呂にも入れない！　トイレにも自分で行けない！ってなってしまう．結果，家には帰れない，仕事には行けないという事態になることもあるんだよね．悲しい話だけど．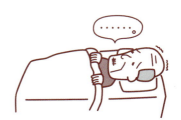

看護師　：そんな光景…正直なところ，病棟でよく見かけるような気がします．

3) 遠い社会復帰　～ARDSを例に

Dr.劉　：こんなデータがあるよ．2003年のThe New England Journal of Medicine誌に，Herridgeらが中心となってARDSとなった患者の1年後の社会復帰率を調査した論文が出たんだ[7]．そのときの結果はね，とんでもびっくり．40〜50歳代の働き盛りの成人患者が対象だったんだけど，なんと！　彼らの半分（49％）しか元の仕事に復帰できなかったという結果だったの．お父さんが重篤なARDS，例えばインフルエンザ肺炎になった後，仕事に復帰できる確率は50％と言われたらさ，ちょっと暗ぁい気持ちになっちゃうよね…．

看護師　：…確かにそうですね．「俺たちの生活，どうなっちゃうの？」みたいな．お母さん，泣きますね．

研修医　：でもこの研究は2003年なんですよね？　死亡率はこの10年でだいぶ改善されているんだから，社会復帰の状況も今は違うんじゃないですかね？

Dr.劉　：するどい！　じゃあ，違う文献を紹介しよう．こちらは2006年から2014年の同じような40〜50歳代のARDS患者を対象とした調査報告なんだけど，元の仕事に復帰できた確率は…ジャガジャガジャガジャガ…ジャン!!　56％[8]!!

研修医　：ざんねーん!!!

看護師　：…あまり増えていないですね．

Dr.劉　：そう！　増えていないの．いわゆる社会復帰率というのは，実はここ

10年であまり変わっていない．実臨床でも同じような感覚ない？ 今までより患者を救う機会が多くなってきているのに，その患者は社会に帰れるんだろうかと思うことはない？ 確かに医療技術というのはすごい勢いで進歩してきている．でも，現場のわれわれの目標が病気を治すことに集中している間はきっと，この社会復帰率は改善しないと思うんだ．患者さんは病気が治ることを願っている．でもそこは最終ゴールじゃなくってさ，単なる通過点に過ぎないことをしっかり理解しなくちゃいけない．社会に帰る，元いた人生，生活に帰るということに，われわれ医療者はもっと執着しなくちゃいけないと思うんだ．

看護師 ：先生，かっこいぃぃぃぃ♡

point

- ● ICUにおける重症疾患の死亡率は改善してきている
- ● ICU患者の社会復帰率は変わっていない
- ● 患者にとって，"病気を治す" ことは単なる通過点．最終ゴールは，社会復帰．元の人生，生活に帰ること

2　救命の末にたどり着く機能障害 〜PICSの現状

Dr.劉 ：前項では，これから勉強していくことの大前提となる，とっても大切な "高度医療の治療理念" を伝えた．死亡率が改善している一方で，社会復帰率はあまり改善できていない現状がわかったと思う．

研修医 ：…先生．ここにまだ目がハートなヤツがいます．

看護師 ：♡♡♡….

Dr.劉 ：….放っておこう（笑）．

1）なぜ，社会復帰できない？

Dr.劉 ：ここで質問！「死亡率が改善している＝助かる人は増えている」ということになるんだけど，「社会復帰できた人が増えていない＝助

第1章　PICSと早期離床の基礎知識

1　PICS（Post Intensive Care Syndrome）　　13

かったけど社会復帰できない人が増えてきている」ということだったね．じゃあ，その人たちは一体どこにいるの？

研修医 ：うーん…オレん家．

Dr. 劉 ：正解!! 講義終了!!!

看護師 ：ハッ!!! え!? 何!? おしまい!?

Dr. 劉・研修医
：笑笑笑

Dr. 劉 ：戻ってきたかい？ 今ね，命は助かったけど，社会復帰できない人はどこにいるの？ってお話をしてるの．

看護師 ：リハビリテーション病院とかですかね？ 最近のICUの印象なんですけど，寝たきりになってしまう人が多いように感じます．そうなったとき，やはり介護老人保健施設とかリハビリテーション病院などに転院になっていくことが多い気がします．

Dr. 劉 ：そうだね，やっぱり"すんなり家には帰れない"というイメージがあるみたいだね．では，次の質問だけど，なんですぐに家には帰れないんだろう？

看護師 ：えー．だって，簡単なことですけど，歩けないとか，思うように食事が摂れないとか，自宅で生活することができなくなってリハが必要とか，介護が必要とか，そういう理由で多くの方が転院になるように思います．

Dr. 劉 ：僕たちはそういったことをまとめて機能障害と言っているよ．

研修医 ：機能…障害…ですか．

Dr. 劉 ：もし捉えにくい言葉だなと思ったら，こう置き換えてもらえばいい．機能障害とは，日常生活を送るために当たり前のように備わっていた"歩く"とか"食べる"とか"トイレに行く"といった「基本的な人としての生活能力を失うこと」．
もっと言うとね，病気になって入院するということは，患者にとっては，日常生活を失うことと同じなんだ．そう捉えることで，われわれの医療者の目的も，元いた日常に帰るというところに自然と焦点が当たっていくんじゃないかな．

看護師 ：うん，うん．なんだかわかってきました．

ICUから始める離床の基本

2）社会復帰への障壁　～Post Intensive Care Syndrome

Dr. 劉：それじゃ，機能障害の方に話を戻すね．ICUに入室する患者は，一般病棟の患者より重症度が高かったり，医療機器が多く導入されていたりするから，一般病棟に入院する患者よりも機能障害が重くなる．それはイメージできるかな？

研修医：はい．なんていうか，ぐったりしているイメージです．

Dr. 劉：ぐったり．そのとおり．先ほどのARDSでは社会復帰率50％，その他の疾患に至っては，さらに低いこともある．そういった人があまりに多いことが最近になって少しずつ明るみに出てきて，ようやく「これじゃいけない！」「病名をつけてみんなで取り組まなきゃ」って風潮になったんだ．今では，ICU入室中または退室後に生じた機能障害が原因で生活レベル（ADL）が低下して社会に帰れない状態を，**Post Intensive Care Syndrome（PICS：ピックス）**とよぶようになった[9]．

研修医：PICSですか．

Dr. 劉：そう，PICSだ．PICSを引き起こす機能障害は，大きく3つに分類されていて，それぞれ身体機能障害，認知機能障害，メンタルヘルスの3つだ．PICSの概念を図1に示すね．

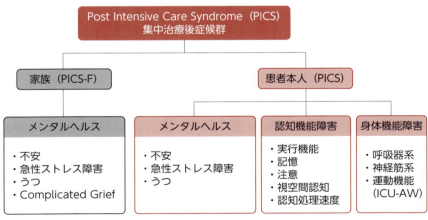

図1　Post Intensive Care Syndrome
文献9より引用．

1　PICS（Post Intensive Care Syndrome）

3）家族への影響

研修医 ：あれ…．家族（PICS-F）というのが入っていますね．これはどういうことでしょうか？

Dr. 劉 ：いいところに気づいたね．実はPICSという概念は患者本人だけが対象ではないんだ．患者本人が重症疾患で入院することで，家族にも大きな影響が出る．そのように感じたことはない？

看護師 ：あぁ確かに．予定手術の後ですぐに退室するような患者さんの家族は，なんかこうニコニコしてICUから退室していきますが，1週間，2週間，3週間って入室しているような患者さんの家族は，次第にげっそりしてきて，顔色も悪くなって，表情も硬くなってくるし，具合があまりよくないように見えることもありますね．

Dr. 劉 ：患者さんが抱える重症疾患は，実は患者家族の精神にも大きく影響を与えていてね．不安やストレス障害，PTSDなど，メンタルヘルスの障害を起こすといわれているんだ．

研修医 ：たった1つの病気が家族全体を飲み込んでしまうんですね．PICSっておそろしい…．

Dr. 劉 ：そうだね．僕たちがめざす社会復帰，日常生活をとり戻すというのは，何も患者さんだけにとどまらなくて，家族にもあてはまる共通の目標ということをここでも再確認しておこう．

研・看 ：はい！

---

point

- ICU入室中または退室後に生じた機能障害が原因で生活レベル（ADL）が低下して社会に帰れない状態をPost Intensive Care Syndrome（PICS：ピックス）とよぶ

- PICSを引き起こす機能障害は，身体機能障害，認知機能障害，メンタルヘルスの3つ

- 重症疾患は，患者だけではなく家族にも影響し，不安やストレス障害，PTSDなど，患者家族のメンタルヘルスの障害をも引き起こす（PICS-F）

4) PICSの影響は数年にも及ぶ!?

Dr. 劉 ：さて．ここでさらに質問です．このPICSの影響は退院後どれぐらい続くと思う？

研修医 ：そのARDSの論文[7]だと，1年後の社会復帰率うんぬんの話をしていたからなぁ，やっぱり1〜数年続くんじゃないんですか？

看護師 ：えぇー．そんなに長く続くかな？

Dr. 劉 ：難しいねえ．確かに，退院時には入院前に近い状態まで回復できる患者もいるよね．でも，それって少数でね，退院1年後，2年後も，こういった機能障害に悩まされる患者って実は多いんだ．なかには5，6年続くという報告もある．

看護師 ：ひゃー．5年ですか！私の人生，5年を機能回復に努めるって言われたらヤダなぁ．婚期，逃す（笑）!!

Dr. 劉 ：大丈夫だよ，そんな貴女を愛してくれる方が必ずいます．

看護師 ：先生は？

Dr. 劉 ：もちろん（にっこり）．

一同 ：笑笑笑

看護師 ：でも，5年って，ちょっと長いなぁ．

Dr. 劉 ：働いて家族を養わないといけない時期の5年，あるいは余生を楽しもうといろいろ計画していた矢先の5年を，失われた日常生活をとり戻すための機能回復に費やすのは，あまりにも影響が大きすぎるよね．とり返しがつかないかもしれない…．

研修医 ：正直，とり返せる気がしないですね…．

Dr. 劉 ：じゃあ，こういったPICSは，どれくらいの確率で患者に発生すると思う？

看護師 ：やっぱり，しっかりした状態で帰れる患者もなかにはいるので…うーん，60〜70％ぐらいですか？

Dr. 劉 ：いい線だね．報告によってまちまちなんだけど，大体50％前後という報告が多いかな．半数は機能障害で悩むっていう，あのARDSの結果と似ているね．でも60〜70％という感覚は，結構鋭いと思う．というのは，こういったPICS発生率の海外からの報告は，対象患者が50歳代であったり60歳代であったりと，日本のICUの現状とは

1 PICS（Post Intensive Care Syndrome） 17

少し異なる部分があるんだ．日本は言わずと知れた最長寿国．ICUの入室患者は年々高齢化している．今や，70〜80歳が入室患者の平均年齢になっている施設も多い．老いは手強いもので，それだけでもいろいろな病気のリスクとなるし，こういった機能障害を負いやすくなるんだ．たぶん，日本のICUではPICSの発生率は決して50％にとどまらず，70％とか80％まで高まっているんじゃないかって感じるな．

研修医：確かに僕の担当したICUの患者は，みんな高齢者ばっかりです．自分の担当ではなかったですが，95歳の患者もいました！

看護師：若い人は比較的元気で体力があるから早い段階で退室できることが多いような気がしますが，先生の言うとおり，高齢者は衰弱も早いですし，退院まで導いていくのにすごく苦労する印象があります．

Dr.劉：PICSの勉強をしないといけないのは，こういった日本の背景もあるからなんだ．一向に高齢化が止まらない日本では，今後，ますますICU患者の高齢化や衰弱化が進んでいくだろう．何らかの事前の策をとらなくちゃ，社会復帰・日常生活に帰るということは，本当に遠い夢になってしまう．だから今，このPICSをしっかり知って，周りのみんなで知識を共有しておくこと，それがとっても大事なんだ．

研修医：先生の講義が終わったら，他の研修医にもPICSのこと，伝えます．

看護師：私も！病棟会とかで報告しようかしら．

Dr.劉：うれしいなあ．そうやって共有の輪が徐々に広がっていけば，この講義は大成功だよ．

看護師：先生，他のスタッフから依頼があったら，またお話してくださいね！

Dr.劉：もちろんだよ！

プチ解説

1. physical impairments：身体機能障害

肺呼吸機能，神経筋機能，全般的運動機能を中心とした運動機能障害．長期に人工呼吸管理を受けた患者の25〜80％，敗血症患者においては50％以上もの患者が抱える機能障害で，その障害は1年後，さらには数年持続することが報告されている．重症疾患罹患後に左右対称に四肢の筋力低下を起こすICU-AW（ICU acquired weakness）もこの分類に入る．

プチ解説 ▶ **2. cognitive impairments：認知機能障害**

実行能力，記憶，注意，視空間認知，認知処理速度といった普段生活するために当たり前に脳が処理していた情報の整理が障害され，せん妄，認知症やうつ病などを新たに発症または増悪させてしまうこと．重症患者の30～80％に障害がみられると報告されており，数カ月で改善が得られる人がいる一方で，25％もの患者は数年後も認知機能障害に苦しんでいるという報告もある．

プチ解説 ▶ **3. mental health：メンタルヘルス**

ICU退室後も42％もの患者は不安症状をもっており，またPTSDに罹患する患者も少なくない．また最近では悪夢やフラッシュバックなどの報告もあり，退院後の生活の質を著しく低下させることが考えられる．

point

● 重症患者の多くは機能障害のために社会復帰できない，日常生活に帰れない現状がある

● 患者本人と家族を含めた機能障害を称したPICSという概念に注目が集まっている

● PICSは退院後も続き，なかには数年続く人もいる

● 高齢化が進む日本においては，他国の報告以上にPICSに悩む人は多い可能性がある

---

3 過度の安静と深鎮静はキケン ～PICSのリスクファクター

Dr. 劉 ：僕らの働くICUの現状とその背景にあるPICSという概念について，ちょっと理解できたかな？

研・看 ：はい！

Dr. 劉 ：よし！ それじゃ，次はPICSの原因となるもの，つまりPICSのリスクファクターについて考えてみよう．さっきは"高齢化"っていうのがPICSの1つのキーワードだと説明したね．高齢者はもともとの

1 PICS（Post Intensive Care Syndrome） 19

予備力が非常に少なくなっているからね，そのぶん衰弱も早くて社会復帰できない．それじゃ，他には何か思いつくPICSのリスクファクターはあるかな？

研修医 ： やっぱり，重症度が高い患者はすぐに衰弱していくし，そこからの回復も遅いイメージです．

看護師 ： 人工呼吸器や透析など，必要な医療機器が多くなればなるほど，日常生活からは遠のいていっているような気がします．

Dr. 劉 ： そうだね．重症度というのは非常に重要な要素だね．重症度が高くなって臓器障害が多くなると体の負担も大きくなって，より早く衰弱していくよね．正解．そのメカニズムとか詳しい話は，また **4** （25ページ）でするからね．

研・看 ： はい！

Dr. 劉 ： でね，その重症度なんだけどね．重症度っていうと漠然としているじゃない？ 具体的にはどういったことをリスクと考えればいいかな？

研修医 ： うーんと，人工呼吸器をつけているだけでやはりリスクファクターになるし，人工透析や膜型人工肺（ECMO）なんてのもリスクになりますよね．

Dr. 劉 ： そうだね．つまりは，臓器障害があるということだ．医療機器につながれているってことは臓器障害があるということだし，たくさんの医療機器につながれるってことは，多臓器不全だということだね．

看護師 ： そうねえ．重症度がリスクというのも，なんとなくわかる気がします．

Dr. 劉 ： その他にも，実に多くのリスクファクターが報告されているよ．血糖値，敗血症，ステロイド，筋弛緩薬，性別，入院前の併存疾患，人工呼吸器期間，せん妄，入院前の収入・雇用状況など挙げればきりがない．そのなかでも，特に大きくとり上げたいものが2つあって，これだけはよく考えて対処してほしい．

研修医 ： な，な，な…なんでしょうか？

1）過度な安静はキケン！

Dr. 劉 ： まず1つ目は，"**過度な安静**"だ．安静．それがどんな影響を患者に及ぼすのかをよく理解しないまま多用され，そしてその指示が見直されることなく継続されている場面をよく見かける．安静指示，出

したことあるでしょ？

研修医：確かに上級医と一緒に最初の入院時指示を出すとき，"とりあえずベッド上安静"にしていることがあります．言われてみれば，その指示，変えるのを忘れて数日そのままのことも…．特に，夜間に救急外来から入院してきた患者に対しては，そういう傾向が強い気がします．

Dr. 劉：救急外来からの入室や，院内急変で病棟から入室のときは，まだちゃんとアセスメントできていないことが多い．だから，臓器障害があって重症度が高い場合，"とりあえず安静"の指示がされることは正直言ってよくある．でもさ，安静にすることが体にどれだけ負担か，みんな知ってるかな？

看護師：え？ 安静にすることって，体に負担なんですか!?

Dr. 劉：病気を治すために安静にしなければいけない，と思っている人は多いと思う．でも，実は安静自体も体にとっては大きな負担であることがわかっているんだ．ある報告では，健康な20〜30歳代の成人男性をベッド上安静にすることでどれぐらいの体力が落ちるか（具体的には体がどれぐらいの酸素をとりこめるか）を比較したところ，3週間のベッド上安静は30年の加齢より体力が落ちるという結果になったんだ[10]．

研修医：えー!!? 30年!?

Dr. 劉：うん．一概には言えないけど，簡単に言い換えると1週間安静にすれば10年以上年をとるということだね．1日絶対安静は1年以上歳をとることになる．

看護師：あ，あ，あ…あり得ないです．もし自分が患者だったら，絶対に安静指示なんて出してほしくないです．1日で婚期逃す…．

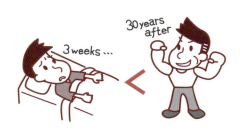

1 PICS（Post Intensive Care Syndrome）

Dr. 劉 : ははは（笑）．でも，ほんと，そうだよね．この実験の参加者は，健常な成人男性という屈強な人たちだった．もし，高齢で併存疾患も多い入院患者を対象に研究したら，もっと体力が落ちる結果になっていたかもしれないね．

研修医 : でも，安静にしなければいけないような状況も確かにあると思うんです．

Dr. 劉 : うん，もちろん．でも"過度の安静指示"は，患者の体力を逆に奪っているということをまず理解してほしいんだ．そして，それが臨界点を超えると，入院中には完全回復できない，社会復帰できない，日常生活に帰れないということになりかねない．

研修医 : 今ままでいかに安易にベッド上安静の指示を出していたか，少し反省しなくちゃいけませんね．入院から数日経って，看護師さんに指摘されてはじめて気づくなんてこともありました．自分たちの指示が患者の体力を奪っていたのかもしれないということですよね．

Dr. 劉 : "過度の安静指示"の影響を1番身近に感じているのは看護師なんじゃないかな．例えば，重症患者でICUに長く入室していて，ようやく退室できた患者を一般病棟で受ける場合，看護師はこう思うことがあると思うんだ．
"すごく手足が細い！ パジャマのボタンも1人ではかけられないし，食事，トレイもできなさそう．"
そして，一般病棟で，その患者の日常生活復帰への長い長い道のりが始まるんだ．入院中に改善できなければ，自宅へは帰れず，転院しなければならなくなる．

看護師 : 確かに．人の手足ってこんなに細くなるんだあ…って思ってため息ついたこと，何回かあります．これをとり戻すにはどれぐらいかかるんだろう…って思いました．

Dr. 劉 : すべてを安静指示のせいにするわけではないけど，安静は本当に悪の枢軸って言いたいくらい．動物実験では，炎症のみの身体への影響は回復できるけど，炎症に加えて安静が指示された場合，その影響は持続的で，回復まで非常に時間がかかることが示唆されている[11]．

研修医 : うわー．安静がこんなに悪影響を及ぼすなんて，想像もしてなかったな．今後，安静指示を出す際は，しっかりその適応を考えてから出すようにします．患者さんの最大限の回復を導けるように，努め

ていきたいですね！

Dr. 劉 ：そうしてくれるとうれしいよ！

2) 過鎮静は全身に影響！

Dr. 劉 ：次に考えてもらいたいのは，鎮静のこと．人工呼吸管理の患者では，鎮静がごく当たり前にされているけど，みんなは何のために鎮静を使用しているの？

研修医 ：それはやっぱり，患者さんの不快感をとったり苦痛をとったりするのが目的なんじゃないですか？

看護師 ：私は，患者が不穏とかで危ないなと思ったときは先生に頼んで鎮静を強めてもらっています．

Dr. 劉 ：そうだね．そういった意見がどのICUでも聞かれる．患者に鎮静薬を使用するというのは1980年ぐらいからICUで常用化されるようになったんだけど，その最初の目的は手術や疾患によるストレスの軽減，カテコラミン分泌抑制，全身の酸素消費量軽減，代謝亢進の抑制などで，要は体の負担を減らすことが目的だったんだね．そして，これはICUのスタッフには非常にウケがよかったんだ．そりゃあ，患者が寝ている間に治療が進んで，それに加えて自己抜管やルート抜去のリスクも減らせるんだったら，ICUのスタッフはみんなそうするのもわかるよね．

看護師 ：確かに．正直，寝ていてくれると楽です（苦笑）．

Dr. 劉 ：そうやって今では，ほぼすべての患者に鎮静薬が使用されるようになったわけ．確かに，炎症やストレスが抑えられて，管理も安全にできるようになるというのは非常に聞こえがよくて，受け入れやすいことに思える．ただでさえ忙しいICU業務だからね．でも，ここには大きな問題が隠れていたんだ．

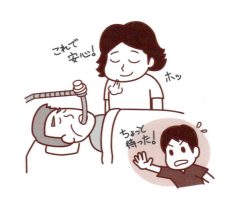

研修医 ：と，言いますと？

Dr. 劉 ：正直なところはどれぐらい深く鎮静すればいいのか？鎮静することで悪い影響はないのか？というのがわからないまま鎮静薬が使用されていたんだ．

研修医 ：え，そうなんですか？

看護師 ：ちょっと信じがたいです….

Dr. 劉 ：うん．そんなこんなで鎮静がICU導入されてから20年近くたった今，ようやく鎮静というものが身体にどんな悪影響を与えているのかがわかってきたんだ．もしかしてこれ…患者の不利益になっている可能性あるんじゃない？というようにね．

看護師 ：私はICUでは患者さんの苦しみをとってあげるために鎮静をするのは当たり前のことだと思ってました．むしろ鎮静しないといけないとさえ思っていました．

Dr. 劉 ：日本は災害と闘ってきた経験が影響しているのかな？特に安全に対する意識が高い国だと思うから，患者を安全に，安静に管理できるというのは非常に受け入れやすかったんだと思う．でも，やはり薬である以上そのデメリットも考えないといけない．

研修医 ：一体どんなデメリットがあるですか？

Dr. 劉 ：まず，鎮静薬は患者の"意識"の部分に作用する薬だというのは，いいよね？でもその結果，鎮静薬が体にたまり，意識障害が遷延したり（特にベンゾジアゼピン系で多いね），せん妄を引き起こしたり，認知障害を引き起こしたりするんだ．また，意識レベルが悪いがために，抜管までに時間がかかり人工呼吸器使用時間が長くなり，それが影響してICU入室期間も長くなってしまう可能性があるんだ．他にも，医療コストを増大させるとか，なかには死亡率と相関するといった論文もみられるよ．

研修医 ：うっわ!!すごいいっぱいあるんですね….

看護師 ：でも，人工呼吸管理の時間やICUの時間が長くなることは，それ自体が悪いことなんですか？

Dr. 劉 ：人工呼吸管理の時間が長くなると，人工呼吸器関連肺炎のリスクが高まったり，せん妄になりやすくなったり，夜間の不眠につながったりと，あまりいいことはないんだ．ICUの時間が長くなることもそうで，ICUの特殊な環境は，患者さんの認知や精神に悪影響を与

えてね，せん妄，認知障害，睡眠障害，PTSDなんかを起こしたりするんだ．

研修医 ：鎮静することがそんなに悪いことにつながっているなんて…全然知りませんでした．

Dr.劉 ：確かに鎮静することは必ずしも悪いことばかりではないよ．でもその結果，患者にどんな影響を与えるのかはやっぱり知っておかなければいけないよね．鎮静の使い方や評価のしかたなどはまた**第3章**で説明するね．

> **point**
>
> ● 過度な安静は不必要な廃用を招き，患者の社会復帰を遠のかせる
> ● 過度な鎮静で患者は多大な不利益を被る．その用量，目的をもう一度考え直して

4 筋萎縮は臓器障害の1つ?

Dr.劉 ：ICUに入ってくるような患者は非常に重症な患者が多い．では，重症って，どういうこと?

研修医 ：うーんと，バイタルが保てないとか?

看護師 ：人工呼吸器が必要とか?

Dr.劉 ：うん．生命維持が必要とか，臓器がダメになって，その臓器の代替がないと生きていけないような患者のことを思い浮かべるんじゃないかな．単に透析が回っている腎不全の患者さんは重篤なイメージはないと思うんだけど，そういった患者さんが肺炎になって人工呼吸器につながれたとか，心筋梗塞になってIABP（大動脈バルーンパンピング）が入ったとか，そういった複数の臓器障害に陥ると，いわゆる重症感が増すよね．多臓器障害/多臓器不全という状態だ．

看護師 ：確かに，多臓器不全って言葉，よくICUで耳にします．それで亡くなる方も多いです．

Dr.劉 ：じゃあ，多臓器障害って一体どこの臓器が複数障害を受けることを

1 PICS（Post Intensive Care Syndrome）　25

いっているか，考えたことある？

研修医 ：循環とか呼吸とか，そういったメジャーな臓器がすぐに思い浮かびますね．

1) 臓器障害はどこにある？

看護師 ：わたしのICUでは，先生が毎日ソーファスコア？っていうものをつけていて，「それが臓器障害のスコアリングだよ」と教えていただいたことがあります．

Dr.劉 ：お！ いいこと言うね．ICUにおける臓器障害のモニタリングは，Sequential Organ Failure Assessment（SOFA，表2）[12] を用いることが一般になってきている[13]．このSOFAの項目には循環，呼吸，腎臓，肝臓，凝固，意識の評価が入っていて，SOFAの点数が高くなっているということは患者の病態が悪化しているということ，下がってきているというのは改善していることを表す．それにSOFAの6つの項目は普段われわれがICUで重点的に診療している部位と合致しているから，SOFAスコアは患者の状態を端的にわかりやすく数字で表現してくれる，ICUでの必須の評価ツールになってきているんだ．

研修医 ：SOFAって今まであまり自分ではつけていなかったのですが，これからはつけてみようかな…．

Dr.劉 ：うん，ぜひつけてみてほしい．6つのそれぞれの項目には状態が悪化すればその対処法もある程度はっきりしているものが多いね．循環が悪くなれば輸液やカテコラミンを使うし，酸素化が悪化すれば人工呼吸器を考慮，腎臓が悪くなって尿が出なくなれば透析といった感じに．でも当然ながら人の臓器はこれだけではない．他にもいろいろ評価していると思うんだけど，どんな臓器障害をいつも診察しているかな？

研修医 ：やっぱり腸管でしょうか？ 経腸栄養とかをするには重要な部位だと思います．

Dr.劉 ：よし，正解．腸管は非常に重要な臓器だね．他には？

看護師 ：うーん，あまりイメージできないですね…．

Dr.劉 ：そうか．やっぱりね．「臓器障害はどこにあるでしょう？」って質問をすると，最も返答頻度の低い回答が"筋骨格系"．みんなはICU入

26　ICUから始める離床の基本

表2 SOFAスコア

項目	スコア 0	1	2	3	4
呼吸器 PaO₂/FIO₂ (mmHg) 〔kPa〕	≧ 400 〔53.3〕	< 400 〔53.3〕	< 300〔40〕	< 200〔26.7〕 ＋呼吸器補助	< 100〔13.3〕 ＋呼吸器補助
凝固能 血小板数 （×10³/μL）	≧ 150	< 150	< 100	< 50	< 20
肝臓 ビルビリン (mg/dL) 〔μmol/L〕	< 1.2 〔20〕	1.2～1.9 〔20～32〕	2.0～5.9 〔33～101〕	6.0～11.9 〔102～204〕	> 12.0〔204〕
循環器	MAP ≧ 70 mmHg	MAP < 70 mmHg	ドパミン< 5 or ドブタミ ン[1]（適量）	ドパミン5.1～ 15 or エピネフ リン≦ 0.1 or ノルエピネ フリン≦ 0.1[1]	ドパミン> 15 or エピネフリ ン> 0.1 or ノルエピネ フリン> 0.1[1]
中枢神経 Glasgow Coma Scale[2]	15	13～14	10～12	6～9	< 6
腎 クレアチニン (mg/dL) 〔μmol/L〕 尿量（mL/日）	< 1.2 〔110〕	1.2～1.9 〔110～170〕	2.0～3.4 〔171～299〕	3.5～4.9 〔300～440〕 < 500	> 5.0〔440〕 < 200

＊1：カテコラミンは μg/kg/分で少なくとも1時間投与する
＊2：Glasgow Coma Scaleが3～15の間にある場合は，より高いスコアを使用する
PaO₂：酸素分圧，FIO₂：吸入酸素濃度，MAP：平均動脈圧
文献12より引用．

室時の血液検査をみたとき，CK（クレアチニンキナーゼ）が上がっているのをみかけたことない？ CKの高値がそのまま臓器障害をあらわしているわけではないけど，人体で最大の重量と容量を占める筋肉に焦点をあててその値を見た人は，あまりいないんじゃないかな？

研修医 ：CK…全然見てないです．気にもしませんでした．

2）筋肉も臓器障害の対象!?

Dr.劉 ：最近の研究で，炎症は筋肉へ大きな影響を与えていて，単なる萎縮

1 PICS（Post Intensive Care Syndrome）

だけではなく，障害そのものを与えることがわかってきたんだ．ある研究では，ICU入室後に患者の筋肉を生検してみたところ，筋肉の萎縮だけでなく筋組織が壊死していることがわかった．つまり，患者の筋組織は臓器障害を強く受ける組織なんだ[13]．

看護師：筋肉が破壊されてるんですか…全身筋肉痛みたい…大変ですね．

Dr.劉：筋肉痛みたいにすぐに回復できればいいんだけどね．筋組織の壊死はすぐには回復できない．それに，今まで僕たちは，呼吸障害には人工呼吸器，腎障害には透析といった臓器障害に対する代替治療法をあみだしてきたけど，筋骨格系の臓器障害に対する治療法というのは，なんにも生み出されていない．"重症なんだから当たり前"，"重症患者は筋肉が萎縮するもの"というように切り捨てられてきた．でも実際は筋萎縮だと思われていたものは筋壊死で，臓器障害の1つの表現型として，治療法を探していかなければいけない分野だと僕は思うんだよね．

看護師：重症患者の筋委縮や廃用は，臓器障害の1つである可能性があるということですか？

Dr.劉：ま・さ・に・そのとおり！

看護師：筋肉を，そのような捉え方をしたことはありませんでした．

研修医：自分もです．今までは，筋肉を診察しようとも思っていなかったかもしれません…．

Dr.劉：筋萎縮を"臓器障害"と捉える考えが確立しているわけではないけど，炎症と筋肉は確実に関係しているし，その研究も確実に進んできている．その治療法の候補は，早期離床や運動療法だと言われている．将来，早期離床は，PICSの"予防"という位置づけだけでなく，臓器障害の"治療"としても推奨されていくかもしれないね．

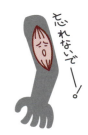

point

- ICUの臓器障害の評価にはSOFAが有用
- 筋の萎縮は炎症による臓器障害の1つと考えられる

まとめ

　PICSについて，さわりの部分をまとめました．何度もくり返しになりますが，ICUに入室する患者の治療の最終ゴールは，病気を治すことではなく，失った生活をとり戻すこと，社会復帰することです．治療が第一となりすぎて，安静・鎮静という方針が過度になり，結果的に社会復帰できる可能性を損なっては，医療そのものの目的と結果が本末転倒になってしまいます．もしもみなさんの目の前の患者が，両親だったら，恋人だったら，子どもだったら，今と同じ安静鎮静診療スタイルでやり通しますか？ 廃用して社会復帰ができなくなるかもしれなくても？

　私だったら，もっと患者にとってよいことをがむしゃらに探します．

参考文献

1) Friedman G, et al : Has the mortality of septic shock changed with time. Crit Care Med, 26 : 2078–2086, 1998

2) Surviving Sepsis Campaign. : The Surviving Sepsis Campaign: results of an international guideline–based performance improvement program targeting severe sepsis. Crit Care Med, 38 : 367–374, 2010

3) Burch JM, et al : Abbreviated laparotomy and planned reoperation for critically injured patients. Ann Surg, 215 : 476–83; discussion 483, 1992

4) Gutierrez G, et al : Clinical review: hemorrhagic shock. Crit Care, 8 : 373–381, 2004

5) ALIVE Study Group. : Epidemiology and outcome of acute lung injury in European intensive care units. Results from the ALIVE study. Intensive Care Med, 30 : 51–61, 2004

6) Sigurdsson MI, et al : Acute respiratory distress syndrome: nationwide changes in incidence, treatment and mortality over 23 years. Acta Anaesthesiol Scand, 57 : 37–45, 2013

7) Canadian Critical Care Trials Group. : One–year outcomes in survivors of the acute respiratory distress syndrome. N Engl J Med, 348 : 683–693, 2003

8) National Heart, Lung, and Blood Institute Acute Respiratory Distress Syndrome Network. : Joblessness and Lost Earnings after Acute Respiratory Distress Syndrome in a 1–Year National Multicenter Study. Am J Respir Crit Care Med, 196 : 1012–1020, 2017

9) Needham DM, et al : Improving long–term outcomes after discharge from intensive care unit: report from a stakeholders' conference. Crit Care Med, 40 : 502–509, 2012

10) McGuire DK, et al : A 30–year follow–up of the Dallas Bedrest and Training Study: I. Effect of age on the cardiovascular response to exercise. Circulation, 104 : 1350–1357, 2001

11) Stäuble CG, et al : Neuromuscular Recovery Is Prolonged After Immobilization or Superimposition of Inflammation With Immobilization Compared to Inflammation Alone: Data From a Preclinical Model. Crit Care Med, 44 : e1097–e1110, 2016

12) Singer M, et al : The Third International Consensus Definitions for Sepsis and Septic Shock (Sepsis–3). JAMA, 315 : 801–810, 2016

13) Puthucheary ZA, et al : Acute skeletal muscle wasting in critical illness. JAMA, 310 : 1591–1600, 2013

1　PICS（Post Intensive Care Syndrome）

第1章　PICSと早期離床の基礎知識

2　早期離床

1　早期離床の定義 〜早期とは？ 離床とは？

Dr.劉　：ここまではPICSという現代ICUをとりまく非常に大きな問題を説明
　　　　したね．そのPICSを予防して，そして克服するために推奨されてい
　　　　るものの1つが，**早期離床**なんだ．早期離床は海外では**Early**
　　　　Mobilization（アーリーモビライゼーション）とよばれている．

研修医　：モビライゼーションって運動のことですよね？ リハビリテーション
　　　　と何が違うんですか？

Dr.劉　：いい質問．リハビリテーションとは，『個人の機能を適正化したり，
　　　　障害を軽減したりするために行う一連の行動や介入』，離床は『リハ
　　　　ビリテーションのなかで，アウトカムを改善させるという目標をもっ
　　　　て患者の動きや運動を促してエネルギーを消費する一連の行動や介
　　　　入』というのが定義らしいよ[1]．

看護師　：先生，ぜんぜんわかりません．もう少しわかりやすくお願いします…．

Dr.劉　：よっしゃ．つまり離床は，社会復帰をめざすために取り組む，エク
　　　　ササイズっていうと伝わるかな？

看護師　：あー，なるほど．社会復帰のためのエクササイズ！わかりやすい！

1）EarlyってどれぐらいがEarly？

Dr.劉　：この"離床"だけど，現在はEarly mobilizationといって，Early，
　　　　つまり早期とつくことが多い．この早期ってどれぐらいの時間のこ
　　　　と？

研修医　：1週間とかですか…？

看護師　：えー？ どうかな．1週間って，結構遅いような感じもします．患者
　　　　さんは1週間も入室していると，かなり衰弱していると思います…．

30　　　ICUから始める離床の基本

Dr. 劉 ： その感覚はめっちゃ大事！ 素晴らしい観察力だと思うよ！ 早期という言葉なんだけど，ちゃんとは定義が決まっていないんだ．2〜3日という報告もあれば，5日以内という論文もあったり，なかには1週間ぐらいを早期離床としてまとめている論文もあって，明確な決まりはないんだ．でも看護師さんたちの感覚は正しくって，僕も1週間では遅いように感じる．

看護師 ： やっぱり2〜3日でベッドから起こすことができるような人って，その後の立ち上がりもよいように感じます．でも1週間寝たっきりの患者さんは，そうはいかない気がします．

研修医 ： でもそれって，患者さんの重症度も関係しているんじゃないですか？

Dr. 劉 ： 確かに軽症な人は動かしやすくて2〜3日で起こせるけど，重症な人は1週間起こせないということもあるかもしれないね．でも重症だから1週間寝っぱなしがいいということにはならないよね．

研修医 ： うーむ．

Dr. 劉 ： 納得してないみたいだねぇ．僕たちによく考えさせるような研究があるから，1つ紹介するね．ICU入室後の時間経過と筋萎縮の程度を調べたところ，実は筋萎縮は入室1日目から始まって，3日目には5％ぐらい，1週間経ったら10％以上も萎縮してしまったんだ．"筋萎縮は廃用"ってイメージが強い人にとっては"早すぎる"という印象をもつかもしれないけど，"筋萎縮は臓器障害"と思っている人からすれば，これは何もおかしなことじゃあないよね[2]．

研修医 ： 1週間ICUにいると10％も筋肉がなくなっちゃうんですか…．

Dr. 劉 ： うん．だから，重症だからって1週間寝かせっぱなしというのは，あまりに患者任せじゃない？ 筋萎縮という臓器障害にも，もっと治療を施してあげたいと思うのは僕だけかな？

研修医 ： なるほど．重症だから寝かせることは，臓器障害を放任しているだけということになるんですか．その感覚，自分にはなかったです…．

2）Early の目標

看護師 ： 先生．1週間では遅いって言ってましたけど，それじゃあ何日ぐらいがいいんですか？

Dr. 劉 ： 早期離床についての研究は数多くあって，なかには有用性がない結

果に終わった研究も多くあるんだけど，よく読み進めてみるとある傾向に気がつく．それは，2〜3日以内を早期離床として達成目標にしている論文は，7日以内を早期離床としているものに比べて結果がよいことが多いということ．決して2〜3日以内に早期離床を達成しなければいけない！なんてことは言えないけど，患者の機能を改善させるためには2〜3日以内に離床を開始するのが一番いいと感じるんだよね．だから僕は，早期離床の定義は"2〜3日以内"が妥当じゃないかなと思っているよ．

研修医 : えー．でも，重症な患者を2〜3日以内から動かすのって大変そうですよね…．

Dr.劉 : そうだね．だからこそ，いかに安全にそして効果的に早期離床を行えるかが，これからのICU診療で非常に重要なポイントとなるんだ．そこについては，**第2章**で詳しく説明するね．

---

point

- 入室直後から筋萎縮は始まる
- 1週間経つとアウトカムを改善させることは難しい可能性がある
- 2〜3日以内の離床によりアウトカムは最大限改善する可能性がある

2　PICS への挑戦 〜早期離床を武器に宣戦布告

Dr.劉 : PICSを克服するために，今，世界中でいろいろな対策が考えられているんだけど，何か知っているものはあるかな？

1）話題の ABCDEF bundle

看護師 : ABCDEバンドル[3]ではないでしょうか？

研修医 : な，なんですか…それは？

Dr.劉 : そう！ ABCDEバンドルは，今では最も有名なアプローチといっても過言ではないね．少し説明すると，ABCDEバンドルも，登場したばかりの頃と今のバンドルでは，項目がちょっと違うことに気をつ

32　　ICUから始める離床の基本

表3　ABCDEF bundle

A	Assess, Prevent and Manage Pain（痛みの評価，予防，管理）
B	Both Spontaneous Awakening Trials (SAT) and Spontaneous Breathing Trials (SBT)（覚醒トライアルと自発呼吸トライアル）
C	Choice of Analgesia and Sedation（鎮痛薬と鎮静薬の選択）
D	Delirium: Assess, Prevent and Manage（せん妄の評価，予防，管理）
E	Early Mobility and Exercise（早期離床と運動）
F	Family Engagement and Empowerment（家族のかかわり）

文献3をもとに作成.

けてほしい．はじめは人工呼吸器患者を中心としたICU患者の管理，ICU関連せん妄（ICU acquired delirium）や，ICU関連筋障害（ICU acquired weakness）を軽減するために提唱されたものが[4]，今ではICU患者全般を対象に社会復帰やPICSに焦点を当てたABCDEバンドルに変わってきたんだ[5]．最近ではF（Family）も入れたABCDEFバンドルというよび方もするね．各項目は**表3**のとおりだ．

僕の講義では，そのなかのE（Early mobilization）に特に力を入れて紹介をしているんだ．早期離床というのは，効果が確認されているICUの診療バンドルの1つということだね．

2）バンドルのEarly mobilizationの役割

研修医 ：先生はこのなかで，特にEarly mobilization が大事だと考えているんですか？

Dr.劉 ：うーん，そうじゃない．このEarly mobilizationは，最も多くの職種の人間を巻き込んでICU全体でとり組まなきゃ，全く効果が出ないものだと考えているんだ．つまり，難しいってこと．診療バンドルというぐらいだから，ICU全体で協力して進めていかなきゃいけないんだけど，例えばBの項目をみてごらんよ．

看護師 ：B，B，B…えっと，Both Spontaneous Awakening Trials (SAT) and Spontaneous Breathing Trials (SBT) ??

Dr.劉 ：看護師さんに鎮静薬の選択とか「SBT・SATはね」とか説明しても，

2　早期離床　　33

普通はあんまり理解できないかもしれないし，響かないかもしれないしね….

看護師 ： 確かに，いきなり「鎮静薬はこれがいいよ」とか「SBT・SATします」とか言われても，「どうぞ，よくわからないけど…先生頑張ってね！」って思う看護師が多いかもしれません．

Dr. 劉 ： そうだね．鎮静薬の選択やSBT・SATって医師だけでもできてしまうんだ．でも，E：Early mobilization はどうだろう？

看護師 ： エクササイズさせるんですよね？

Dr. 劉 ： そう．人工呼吸管理されている患者をエクササイズさせる．想像してごらん？

研修医 ： 1人では危ないです．

Dr. 劉 ： 誰が安全管理するの？ 誰がエクササイズのインストラクションをするの？ 誰が患者さんを支えるの？ エクササイズした後の栄養補給は？

看護師 ： あー，なるほど．

Dr. 劉 ： Early mobilization では，医師も看護師も理学療法士も栄養士も，いろんな職種のエキスパートの力がたくさん必要なんだ．だから全体を1つの目標に向かわせなくちゃいけない．1人ではできないもん．

研修医 ： なるほど．"全体を1つの目標に向かわせる"…ですか．

Dr. 劉 ： だから，ICUのみんなで真剣に考えて，チームで動いてゆく．それに，早期離床：Early mobilization が浸透すると，「離床するためには鎮静しててはだめですよね？」とか，「痛みがうまくコントロールできていないと離床できません」とか，「せん妄になると安全に離床できなくなります」とか，「明日また離床を頑張るためによく栄養をとって睡眠をとりましょう」とか，「離床が辛そうだから家族の支援を借りましょう」とか，1つのことが他のバンドルの推進の原動力にもなる！ 早期離床の集大成こそがABCDEFハンドルと言ってもいいと思う．それをICUのみんなでやり遂げようというのだから，早期離床はICU全体を変える取り組みなんだ．

看護師 ： そんなことまで考えていたんですね．確かにABCDEFのことを聞いたときは，一気にすべてやるのは現状のICUから考えるとあまり現実的ではないなと思ったんですが，1つのことから始めてそれが全体

につなげられる可能性の高い早期離床は，ABCDEFのとっかかりとして一番よいのかもしれませんねー．

Dr. 劉 ：それに，離床って実際に患者が動いてる！よくなっている！というのが目の前で見てわかるじゃない？　だからみんなも"やったー！"って感じが得られやすいと思うんだ．

研修医 ：そういう体験って，僕らのチカラにもなりますよね．

Dr. 劉 ：僕らも患者さんから元気をもらうんだ．患者さんと医療者の，理想的な関係が築けそうでしょ？

看護師 ：素敵ですね！

> **point**
> ● PICSの克服にABCDEFバンドルが推奨されている
> ● 早期離床がその火付け役になるかもしれない！

3　患者さんにおける離床のメリット

Dr. 劉 ：早期離床をここまでおすすめする以上はやはり患者さんにとってたくさんメリットがあるからに他ならない．具体的にはどんなよいことがあるか？知ってる？

看護師 ：先ほどの話にも出たように，人工呼吸器離脱までの時間が短くなったり，ICU入室期間の短縮とかじゃないんですかー？

研修医 ：退院時のADLもよくなりそうですよね．歩行能力が上がったり．

Dr. 劉 ：そうだね．他にもいろいろあるから，わかりやすく**表4**にまとめてみたよ[6〜9]．

Dr. 劉 ：ここでわかるのは，早期離床は"ただの運動にあらず"ということだね．早期離床は，身体機能はもちろん，認知機能や精神機能にも大きな利を与えて，結果的に臨床的なアウトカムも改善させることができる．最近では長期的な視点でフォローアップして，1年後や5年後のQOLの改善を報告する論文もあるね[10]．

看護師 ：こんなにいろんな効果があるなんて知りませんでした．

2　早期離床　　35

表4 **早期離床が改善する可能性のあるアウトカム**

身体機能	臨床的アウトカム
・ADL の改善 ・歩行距離の延長 ・握力，MRC の向上 ・独歩歩行率の改善 ・筋肉量の改善 ・関節可動域の向上 ・離床や歩行までの期間短縮	・人工呼吸器期間短縮 ・ICU 在室期間短縮 ・病院入院期間短縮 ・ICU 再入室率の減少 ・自宅復帰率改善 ・人工呼吸器関連肺炎の減少 ・褥瘡予防

認知機能	精神機能	QOL など長期アウトカム
・せん妄発症率減少 ・せん妄期間の短縮 ・MMSE の改善	・PTSD の予防 ・悪夢の予防 ・睡眠の促進	・SF-36，EQ-5D の改善 ・再入院率の減少

MRC：Medical Research Council，MMSE：Mini Mental State Examination，PTSD：Post Traumatic Stress Disorder

研修医　：これはもう点滴が必要だからベッドで休んでくださいなんて言えないですね．暇があったら体動かしましょうって言っちゃいそうです．

Dr. 劉　：そうだね．早期離床というのは本当に多岐にわたる効果が報告されている．その効果を最大限にするために，安全で効率のよい早期離床に取り組んでいきたいね．

point

● 早期離床の効果は身体機能の向上だけではない

● 認知・精神・そして長期的アウトカムへ影響を与える可能性がある

4　病院に対する利益

Dr. 劉　：病院に対する利益として最大のものは，やっぱりお金（笑）．

看護師　：（苦笑）．

Dr. 劉　：いや，ほんとにお金は大事な問題．みんなのお給料に直結するでしょ（笑）？ この早期離床のコストに対する研究もさかんに行われていて，大体15〜20％のコスト削減効果があると言われている[11, 12]．

看護師　：え？　本当ですか？　私の給料，上がるかな（笑）？　あんなにコストコストってうるさく言われてるのに…．早期離床で15〜20％も入院コストを削減できるなら，そっちの方が絶対いい気がします．コストにうるさい病院の上層部も早期離床推進してくれればいいのに．

Dr.劉　：確かにそうだね（苦笑）．前橋赤十字病院の検討でも，1人あたりにつき約27％のコスト削減が達成できたって結果が出た[13]．この結果をもとに，前橋赤十字病院では早期離床をICU以外の病棟でも進めようという流れをつくることができたんだ．

研修医　：でも，どうして早期離床をするとコスト削減になるんですか？

Dr.劉　：コスト削減効果は早期離床によるさまざまなアウトカム改善の結果が合わさった結果と考えられるね．例えば人工呼吸器期間が短くなってICUを早く出られるだけでコストは下がるし，せん妄や人工呼吸器関連肺炎発症を抑えることができれば入院期間も短くなり薬も少なくなる．それらが合わさってコスト削減につながるんだ．だから，早期離床を始めてコストが下がったというのは，その取り組みがしっかりした成果を出したということに等しい．

研修医　：臨床の現場だと，上の先生からも"その薬は高いから使用しないで"とか，コストのことをよく言われるんですが，コストってそんなに大事なんですか？

Dr.劉　：そうだね．コストって何だか卑しい響きがあるかもしれないけど，例えばいい医療をしたいのにお金が足りなくてできないとなっては患者に不利益でしょ？　早期離床で削減できたコストを他に回せばいい医療を提供することができる．それだけでも患者にとってはよいことに思えてこないかな？

研修医　：確かに，他の必要なときのためにとっておくという考えならよく理解できます．

Dr.劉　：コストが削減できるというのはその取り組みを持続させるうえで非常に大事な要素なんだ．病院の上層部も味方にできたらその取り組みの勢いはさらに強くなると思うよ．

看護師　：そうしたら浮いたお金で褥瘡のできないベッドを購入するとか，もっともっと患者さんにとっていろんなよいことが始められるかもしれないですね．

Dr. 劉 ： そんないい流れをつくれたら一番いいよね．それにコスト削減は何も病院だけの利点ではないよ．患者さんは退院後も長期のリハを必要とすることがあるし，なかには介護が必要になる人もいる．PICSを発症すると，ICU退室後もずっとお金がかかるんだ．そんな人たちを早くよくして，退院時には自分で歩けて，自分でご飯が食べられて最小限のリハですむように体をつくってあげられたら，患者さんもhappyだよね．そして元気に退院していって，その後も医療費がかからずに生活できたら，美味しいご飯を食べに行ってもらおう．きっと幸せ，噛み締めてくれるって思うんだよね．

point

- 早期離床はコスト削減につながる
- 大体15〜20％のコスト削減効果がある
- コスト削減ができたかが早期離床が成功したかのバロメーター！？

5　早期離床のポテンシャル 〜抗炎症効果がある！？

Dr. 劉 ： 次は，少しアドバンスなお話．今まではICUの患者の社会復帰を大きく妨げている重要な要素として，過度な安静や鎮静をあげてきた．もう1つ重要な要素があるんだけど思いつくかな？

研修医 ： 栄養や食事でしょうか？

Dr. 劉 ： 確かにそれはとても重要だ！ でも栄養の話を始めたらこの本では収まりきらないからここではやめておこう．

看護師 ： んじゃ，なんだろ…．

Dr. 劉 ： 炎症．

研修医 ： 炎症ってあの，赤くなって，腫れて，痛みが出るやつですよね！

Dr. 劉 ： その炎症だ．ICUで遭遇する病気の多くは炎症性疾患．敗血症というと炎症というイメージがわく人が多いと思うんだけど，外傷も，手術も，すべて炎症という言葉でつながっている病態なんだ．

看護師 ： 出発地点は違っても，いずれ合流して，最終ゴールは同じみたいな

38　ICUから始める離床の基本

イメージでしょうか？

Dr. 劉：まさにそのとおり．最近の研究で，この炎症というのは肺や心臓や腎臓だけでなく筋肉などにも大きな影響があることがわかっていて，筋線維の壊死や筋萎縮を引き起こす要素として注目されているんだ[2, 14]．

研修医：先生が先ほど言っていた，筋障害も臓器障害の1つというあれですね．

Dr. 劉：そう．よく覚えていてくれた！ この筋肉の萎縮とか，筋障害の予防のために早期離床が推奨されているけど，さらに筋肉だけでなくその大元の炎症にも何か効果はないかと調べている人がいるんだ．

研修医：そうなんですか．運動することが炎症を抑えることにつながるのであればすごいことですよね．

Dr. 劉：僕もそう思うよ．でもよく考えてほしいんだけど，実際の治療でも運動を推奨することって今までなかった？

看護師：糖尿病や心筋梗塞で入院している患者には，最終的に食事療法と運動療法を徹底して教育をしていたイメージがあります．

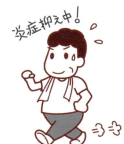

Dr. 劉：そう！ そのとおりだ！ 運動療法が抗酸化作用とか，血管の動脈硬化を抑えるということは昔から言われていて，だから運動療法が外来とか通院患者には徹底されていたんだ．でもICUに入室するような炎症の大きい患者たちにはどのような影響が起こるのか，そこがまだわかっていなかったんだ．

研修医：確かにICUの入室患者って，ものすごく重症ってイメージがありますし，運動療法だけでは炎症は抑えられなさそうな印象があります．

Dr. 劉：そうだね．でも離床という取り組みがICUの入室患者の炎症に与える効果が少しずつわかってきているんだ．例えば炎症促進物質を抑える効果や，抗炎症効果のある物質を多く血中に誘導できることなどがわかってきている[15, 16]．前橋赤十字病院でも早期離床を導入した後，臓器障害をあらわすSOFAスコアが改善したことを報告したんだけど，それももしかしたら炎症効果があったからかもしれないね[13]．

研修医：SOFAスコアを下げるってそれすごいですね．

Dr. 劉　：ICUでの大きな炎症に早期離床というのがどこまで影響を与えて効果があるのかはまだまだ未開の分野だけど，だからこそ今後おもしろい論文がいっぱい出てくるかもしれないね．

point

● 運動療法は，抗酸化作用や動脈硬化予防の観点から臨床では当たり前に推奨されている
● ICUにおける大きな炎症に対する早期離床の効果は不明だが可能性がある分野

まとめ

　この章ではPost Intensive Care Syndromeが問題となっているICUでEarly mobilization/早期離床を始めることの重要性についてをお話ししました．ICUでのバンドルを進める促進剤，患者家族，そして病院への利益や，臓器障害へのポテンシャルなどさまざまな効果を発揮する可能性があります．早期離床はICUを患者にとってよりよい環境に生まれ変わらせるトリガーになるかもしれません．しかし，早期離床は目的ではありません．手段です．最終目標は患者の社会復帰，元の生活に帰ること，それは忘れないようにしましょう．

参考文献

1) Devlin JW, et al：Executive Summary: Clinical Practice Guidelines for the Prevention and Management of Pain, Agitation/Sedation, Delirium, Immobility, and Sleep Disruption in Adult Patients in the ICU. Crit Care Med, 46：1532-1548, 2018

2) Puthucheary ZA, et al：Acute skeletal muscle wasting in critical illness. JAMA, 310：1591-1600, 2013

3) Pandharipande P, et al：Liberation and animation for ventilated ICU patients：the ABCDE bundle for the back-end of critical care. Crit Care, 14：157, 2010

4) Vasilevskis EE, et al：Reducing iatrogenic risks: ICU-acquired delirium and weakness--crossing the quality chasm. Chest, 138：1224-1233, 2010

5) Ely EW：The ABCDEF Bundle: Science and Philosophy of How ICU Liberation Serves Patients and Families. Crit Care Med, 45：321-330, 2017

6) Schweickert WD, et al：Early physical and occupational therapy in mechanically ventilated, critically ill patients: a randomised controlled trial. Lancet, 373：1874-1882, 2009

7) Morris PE, et al：Early intensive care unit mobility therapy in the treatment of acute respiratory failure. Crit Care Med, 36：2238-2243, 2008

8) Stiller K：Physiotherapy in intensive care: an updated systematic review. Chest, 144：825-847, 2013

9) Winkelman C, et al：Examining the positive effects of exercise in intubated adults in ICU: a prospective repeated measures clinical study. Intensive Crit Care Nurs, 28：307-318, 2012

10) Dinglas VD, et al：Muscle Weakness and 5-Year Survival in Acute Respiratory Distress Syndrome Survivors. Crit Care Med, 45：446-453, 2017

11) Hester JM, et al：The Economic and Clinical Impact of Sustained Use of a Progressive Mobility Program in a Neuro-ICU. Crit Care Med, 45：1037-1044, 2017

12) Lord RK, et al：ICU early physical rehabilitation programs: financial modeling of cost savings. Crit Care Med, 41：717-724, 2013

13) Liu K, et al：A progressive early mobilization program is significantly associated with clinical and economic improvement: A single-center quality comparison study. Crit Care Med, 47, 2019 in press.

14) Zhu X, et al：Secreted Frizzled-Related Protein 2 and Inflammation-Induced Skeletal Muscle Atrophy. Crit Care Med, 45：e169-e183, 2017

15) Petersen AM & Pedersen BK：The anti-inflammatory effect of exercise. J Appl Physiol (1985), 98：1154-1162, 2005

16) Kayambu G, et al：Early physical rehabilitation in intensive care patients with sepsis syndromes: a pilot randomised controlled trial. Intensive Care Med, 41：865-874, 2015

2　早期離床

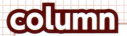

①用語の整理

① ICU acquired weakness（ICU-AW）[1〜4]

敗血症，長期人工呼吸器患者，多臓器不全，全身性炎症，ステロイド，多量の鎮静薬，筋弛緩薬，不活動などさまざまなリスク因子を背景としたICU入室重症患者に併発する神経や筋の機能障害を呈する症候群．CIM，CIP，そしてCINMの3つに分類されます．最近ではSepsis-induced Myopathy（SIM），Steroid-Denervation Myopathy（SDM）という分類も提唱されています．発症率の報告は幅が広いもののICU入室患者の50〜100％と半数を超える報告が多く，下のような診断基準が提唱されています．

〔後述1かつ2かつ（3 or 4）かつ5〕
1．重症病態の発症後にびまん性の筋力低下が出現
2．出現した筋力低下はびまん性（近位筋，遠位筋ともに影響を受ける），左右対称，弛緩性の障害であり，脳神経支配筋は障害を受けない
3．24時間以上間隔をあけて行ったMRC scoreの合計が2回連続48点未満，または検査可能な筋のMRC scoreが平均4点未満
4．人工呼吸器に依存している
5．背景にある重症疾患と関連しない筋力低下の原因となりうる要素が除外されている

ICU-AWには早期相（重症疾患に対する免疫応答が引き起こす全身性の異化亢進，微小循環不全による末梢神経の脱分極障害，軸索機能不全）と後期相（不活動による筋タンパク分解促進）の2相あるとされ，それぞれ病態が異なります．対処法としてはリスク因子の回避や予防がメインであり，ステロイド・筋弛緩薬・過度の鎮静薬使用の回避，血糖管理，早期リハビリテーションなどが推奨されています．最近の研究ではサイクルエルゴメーターの使用や，神経筋電気刺激療法（NMES）などの効果が期待されています．

② Critical Illness Myopathy（CIM）[1〜4]

ICU-AWの1つ．四肢の近位筋および呼吸筋の筋力低下を認める一方で感覚神経障害は認めません．つまり筋障害がメインの病態と言えます．炎症や不動に伴う筋タンパクの分解，微小循環障害に伴う同化能の低下が原因と考えられています．

③ Critical Illness Polyneuropathy（CIP）[1〜4]

左右対称性に生じる神経線維軸索の損傷に起因する運動—神経感覚障害，四肢遠位および呼吸筋の筋力低下，遠位の感覚障害，深部腱反射の低下などを呈する，つまりは神経が障害される病態のことを指します．

※CIM，CIPどちらも必ずしも筋肉量が低下する，筋が萎縮するわけではありません．そのため診断上のgolden standardは筋電図（Electromyography: EMG）とされており，実臨床における鑑別診断は難しいのが事実です．

④ Critical Illness Neuromyopathy（CINM）[4]

CIMとCIPの特徴を併せもった状態を指す病名です．しかし，正直な印象を言いますとICUに入室するような患者はどの患者も少なからずこのような状態ではないでしょうか．

⑤ フレイル（Frail）[5]

加齢に伴い，筋肉量の喪失や生理的予備能力の低下などさまざまな身体的・機能的変化により健康障害・機能障害に陥りやすい状態をいいます．要介護状態の前段階と捉えられています．意図しない体重減少，疲労感，活動量低下，歩行速度低下，握力低下などの5つのうち3つ以上にあてはまるものをフレイルとしていることが多いようです．高齢化が止まらない日本において，ICU入室前からフレイルを呈している高齢者，そして入室後にこのフレイルという状態になる高齢者は今後増加の一途をたどることが予想されます．しかし，注目すべきはこのフレイルは不可逆なものではなく可逆的であること，つまり早期に発見しリハビリテーショ

ンや栄養療法などの介入をすることで生活機能の向上維持が期待される
状態であるということです.

⑥ Chronic Critical Illness [6,7]

急性期の重篤な状態を命からがら乗り切った後も，長期の人工呼吸器管
理を余儀なくされるなど，病態の改善なく引き続き集中治療を必要とす
る状態のことです．人工呼吸器患者の5〜10％に発症します．人工呼吸
器の必要な状態が21日以上続くことが1つのホールマークであり，多く
の患者が長い集中治療管理の後，CIM，CIP，ICU-AW，易感染性，長期
持続的なせん妄状態，認知機能障害といった機能障害を重度に呈してい
ることが多いです．簡単に言えば，"助かったけどこれからどうすればい
いの，将来が不安…"という状態です.

参考文献

1) Stevens RD, et al：A framework for diagnosing and classifying intensive care unit-acquired weakness. Crit Care Med, 37：S299-S308, 2009

2) Zorowitz RD：ICU-Acquired Weakness: A Rehabilitation Perspective of Diagnosis, Treatment, and Functional Management. Chest, 150：966-971, 2016

3) Jolley SE, et al：ICU-Acquired Weakness. Chest, 150：1129-1140, 2016

4) Batt J, et al：Intensive care unit-acquired weakness: clinical phenotypes and molecular mechanisms. Am J Respir Crit Care Med, 187：238-246, 2013

5) Cardiovascular Health Study Collaborative Research Group. : Frailty in older adults: evidence for a phenotype. J Gerontol A Biol Sci Med Sci, 56：M146-M156, 2001

6) ProVent Study Group Investigators. : The epidemiology of chronic critical illness in the United States*. Crit Care Med, 43：282-287, 2015

7) Nelson JE, et al：Chronic critical illness. Am J Respir Crit Care Med, 182：446-454, 2010

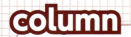

②抑制帯は必要？ 不必要？

　はっきり言って抑制帯を見ない病棟やICUはないのではないでしょうか．日本だけでなく世界的にも抑制帯はICUを中心として常用化しているのが現状です[1〜3]．誰しもが抑制帯を使いたがります．なぜなら抑制帯の使用により医療従事者は安心するからです．「自分が見ていない間に何か起こったらどうしよう」「点滴抜去されたらどうしよう」という不安が和らぐからです．おそらくそこに悪意はないと思います．しかし，朝に自分の患者を回診しているとき，10人中7人がX JAPANのエーックスと言っているかのような状態で抑制されているのを見たときは流石に絶句しました．

　なぜ医療従事者は抑制帯を使いたがるのか．文献を読み解くと抑制帯は"安全"，"治療の過程で有害となる可能性の予防（自己抜管や自己傷害）"のための手段とあります[4,5]．つまり患者のためというわけです．本当でしょうか？　われわれは抑制帯をすることで患者にいいことをしているという前提で話を進めますが，皆様の施設では抑制帯をすることで一体何が得られたか検討したことはありますでしょうか？　挿管チューブや点滴の自己抜去率や，転倒率，傷害率などの改善が得られているというデータに基づいた抑制帯の使用なのでしょうか？　実は単に患者に"抑制される"という恐怖体験を植え付けているだけになっていないでしょうか？　抑制帯はせん妄やPTSDの原因になることが最近明らかになってきています[6,7]．そして，先に述べた安全が高まるとか，自己抜管率がよくなる，転倒率が改善するという報告は全くありません．むしろ，皆様の施設では変わらず一定数，そういった患者が発生しているのではないでしょうか．

　抑制帯というものに善意はあれど，正義・正当性は残念ながらないように感じます．われわれがめざすものは絶対的安全神話ではありません．患者の社会復帰・そして元の生活への帰還です．それも機能的・認知的な障害が少ない状態での復帰が目標です．その目標に対して，患者は抑制帯を必要としているのでしょうか？　もちろん必要とする場面もあるかもしれません．でももう一度聞きます．今目の前の患者は生活をとり戻すために抑制帯を必要としていますか？

参考文献

1) Benbenbishty J, et al : Physical restraint use in intensive care units across Europe: the PRICE study. Intensive Crit Care Nurs, 26 : 241-245, 2010

2) De Jonghe B, et al : Physical restraint in mechanically ventilated ICU patients: a survey of French practice. Intensive Care Med, 39 : 31-37, 2013

3) Burry LD, et al : Analgesic, sedative, antipsychotic, and neuromuscular blocker use in Canadian intensive care units: a prospective, multicentre, observational study. Can J Anaesth, 61 : 619-630, 2014

4) Luk E, et al : Critical care nurses' decisions regarding physical restraints in two Canadian ICUs: A prospective observational study. Can J Crit Care Nurs, 26 : 16-22, 2015

5) Freeman S, et al : Physical restraint: experiences, attitudes and opinions of adult intensive care unit nurses. Nurs Crit Care, 21 : 78-87, 2016

6) Rose L, et al : Prevalence, risk factors, and outcomes associated with physical restraint use in mechanically ventilated adults. J Crit Care, 31 : 31-35, 2016

7) Hatchett CL, et al: Psychological sequelae following ICU admission at a level 1 academic South African hospital.South Afr J Crit Care, 26 : 52-58, 2010

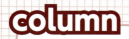

③早期離床の歴史その1
～戦争と早期離床

　人類の文明発展の歴史は戦争とともにあるといっても過言ではないでしょう．古代から現代に至るまで，戦争をくり返すことで技術は発展し，そして新しい発見をもたらしてきました．こと医療においてもそれは同様です．昨今話題になっている早期離床の起源を調べてみると興味深いところに行きつきました．それは，第二次世界大戦です[1]．大戦中，兵士はさまざまなトラブルに見舞われました．持病の悪化，戦争による負傷など問題が発生した兵士をいかに復帰させるかが重要な課題でした．簡単に言えば「ユー，寝てる場合じゃないヨ！」．そこで政府がとった行動は負傷兵を早期から動かす復帰プログラム，コンディショニングプログラムを作成することでした．これが思いのほか成功を収めました．プログラムを受けた兵士は寝かされていた兵士より戦線復帰までの期間が短縮されたのです．人手が欲しい前線にとってはこの上ない成果であったと言えるでしょう．時を同じくして1944年，2つの論文がでました．タイトルは"Evil sequelae of complete bed rest"[2]と"The use and abuse of bed rest"[3]．床上安静は"Evil"（悪）であり，"Abuse"（乱用）されていると国際的なシンポジウムではっきり公言されるに至ったのです．

　自分の診療を振り返ってみてみると医者なりたてのときは平気でこのEvilな指示をAbuseしていたように感じます．確かに，床上安静にせざるを得ない患者もいることは確かですが，それがいかにEvilな作用を患者に起こしうるのか，そしてどれほどAbuseしているのか普段われわれはあまり考えていないのではないでしょうか．

　この論文がでてから70年経っていますが，ようやくICUでのbed restというものの有害性に注目が集まるようになってきました．非常に喜ばしい傾向です．確かに今の日本にとって戦争は遠い異国の地の出来事なのかもしれません．しかし，患者の体は今も病気との戦争真っ最中です．早く，よく治し人生の前線に復帰してもらうためには今われわれに何ができるのか，しっかり考える必要があります．

参考文献

1) Bergel RR : Disabling effects of inactivity and importance of physical conditioning. A historical perspective. Rheum Dis Clin North Am, 16 : 791-801, 1990

2) Dock W. The evil sequelae of complete bed rest.JAMA, 125 ; 1083-1085, 1944

3) Gold H, et al : The use and abuse of bed rest. NY State J Med. 1944;44:724-730.

column

④早期離床の歴史その2
～20世紀と現代の早期離床：
ICUの昔と今

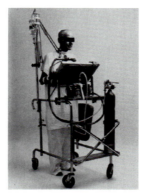

文献1より転載.

　この写真を見てください．これはいつ撮られたものかわかりますか？ 実はこの写真は1975年，世界的なJournalであるCHEST誌で発表されたLetter to the Editorの1つに掲載されたものです[1]．今でこそ早期離床は大きなトピックになってはいますが，全盛期は1970年代だったのかもしれません．この写真は衰弱している重症患者をどうやったら早期に歩行まで達成させることができるのかという工夫のなかで，こんな自家製の離床装置をつくってみましたという報告です．論文のなかで，こういった試みは患者の受け入れもよく，臨床的に非常に有用で，そして人工呼吸器のウィーニングを促進し床上安静の害を最小限にすることができるとはっきり書かれています．

　現代の，読者のICUはどうでしょうか．離床のためにこのような装置をつくってみました一なんて施設は思った以上に少ないのではないでしょうか．ICUの患者は麻痺があるかのように意識なく横たわり，微動だにせず，モニターがあってはじめて患者が生きていることがわかる…そんな光景が普通になっていないでしょうか．この第一次早期離床全盛期（こう言うのが正しいかわかりませんが）を経験していたある医者が，現在のこのよう

なICUの光景を目の当たりにしたときに口にした言葉があります。それは"grotesque"（異様）と"inhuman"（非人道的）です[2]。それはまだICUの経験が浅い私には深く心に響いた言葉でした。ごく当たり前に，患者のためと思って行っていたことをたった2つの言葉で根底から覆された気がしました。そのうえ，そのような言葉を用いたのはARDSという概念を生み出し，PEEPをかけることを提唱し，ICUの多職種呼吸ケアの土台を築いたアメリカ呼吸界の巨匠Thomas L Petty先生でした。

　ICUにおける技術の進歩は目まぐるしく，毎年新しいエビデンスが出てはわれわれのpracticeを変えていきます。しかし，われわれは何か大事なものも同時に捨ててしまっているのかもしれません。古き時代の，われわれが忘れてしまった，捨ててきてしまったもののなかにも，現代のICUを大きく変え，よりよくできるものがあるのではないでしょうか。

参考文献

1) Burns JR & Jones FL : Letter: Early ambulation of patients requiring ventilatory assistance. Chest, 68 : 608, 1975

2) Petty TL : Suspended life or extending death? Chest, 114 : 360–361, 1998

第2章
早期離床の実践

1 エビデンスを実臨床の世界に
〜Quality Improvement
キャンペーンのモデル 52

2 実践編①人を集めよう
〜対PICSの戦略会議 68

3 実践編②院内整備をしよう
〜施設のバリアをクリアした
前橋早期離床プロトコールの作成 77

4 実践編③実際にやってみよう
〜そして成功症例は共有する 93

**5 実践編④評価し,
さらなる向上につなげる**
〜常に流動性のある
フィードバックシステムを 109

第2章 早期離床の実践

1 エビデンスを実臨床の世界に
～Quality Improvement キャンペーンのモデル

Dr. 小倉：おー，やっとるか？ やっとるか？

Dr. 劉　：あ，先生!!

Dr. 小倉：劉ちゃんがおもしろい勉強会してるって言うから，茶化しに来たんだよ．

Dr. 劉　：茶化しにって…（汗）．

Dr. 小倉：こういう講義は，コーヒー片手にやるもんだ！ ほれっ!! コーヒー入れてきたぞぃ!!

看護師　：あ！ あ，あ…，あたし…コーヒー苦くて飲めません…．

Dr. 小倉：どっひゃーっ!! 小倉，撤収!!!

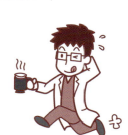

えっさかほいさか，えっさかほいさか．
　　えっさかほいさか，えっさかほいさか．

研修医　：…．なんだったんだ??

看護師　：なんだか…悪いことしちゃったかな…??

Dr. 劉　：…．いや，本当に茶化しに来たんだと思う…．

看護師　：でも，先生．何か飲みたい（笑）．

Dr. 劉　：しかたないなぁ，これでお茶でも買ってきて!?（ウィンク！）

研修医　：はーい!!

Dr. 劉　：さて，第1章ではPICSは何か？ 早期離床とは？ってことを中心に学んだね．

看護師　：はい．とてもよくわかりました！ 離床，はやくやってみたいです！ 私たちは，安全なICU管理っていうのを強く意識していたから，ベッ

ド上で安静に過ごしている患者さんに変に慣れているところがあるし.

Dr. 劉 ： うん，じゃあ実際に PICS にアプローチしていくために，どうやって "早期"に"離床"を実現していくのか？ 勉強していこう！

研・看 ： はーい！

---

1 第1段階：事前準備 ～知はチカラなり

研修医 ： お茶買って来ました！

看護師 ： あ，ありがとう！ ジャスミンティ，センスいいね！

研修医 ： てへ．貴女のような美女にはジャスミンがお似合いかと！

看護師 ： そうね！ よくわかってる!! できるね，研修医くん！

Dr. 劉 ： …講義，進めていいですか…（苦笑）？

看護師 ： 許す!!

Dr. 劉 ： …はい．許されました…それではこれから，早期離床を実現するために何が必要なのかを勉強していきます.

研修医 ： よし！ ひとまず，ICU で"早期離床"やってきまーす!!

Dr. 劉 ： ちょ，ちょいちょい（汗）ダメダメー！

研修医 ： …え？…ダメですか？

Dr. 劉 ： ダメだよ，いきなり始めても，きっと失敗する！

看護師 ： なんでですか？

Dr. 劉 ： 「リーダーがやるといったことは絶対!!」「返事は'Yes!!'か'ハイ!!'」という施設なら，リーダーの「早期離床だ！」の一声ですべて上手くいくかもしれないけど，大半の施設はそうじゃないでしょ.

看護師 ： そんなの絶対やだー．なんだか押し付けられてるみたい．そんなところで働きたくない！

Dr. 小倉 ： そう，そのとおりだ．ICU のスタッフは，離床と聞いて，きっとこう思う．「どうして？」「何のために？」「どうやって？」「ただでさえ忙しいのに…これ以上仕事増やすの？」

看護師 ： は!! いつの間に（汗）!?

---

1 エビデンスを実臨床の世界に　　53

Dr.小倉 ： ふふふふふ．舞い戻ってきたのさ！　悪魔のごとく!!

研修医 ： …ブフォッ!!　ゴホッ！　ゴホゴホッ！

Dr.劉 ： 鼻からお茶出てるよ．鼻かんで．

看護師 ： おかえりなさい，小倉先生．さっきはすみませんでした．でも，先生の指摘，そのとおりだと思います．離床をやろうと思ったら業務が増えることは確実です．

Dr.小倉 ： んじゃ，どうすればいいんだ？　劉．上司の腕が試されているぞ!?

1) ICUで持続可能なシステムをつくる ～質改善運動

Dr.劉 ： まずリーダーが姿勢で示す必要があります．スタッフの疑問や不安は，真正面から受け止め，すべてに答える必要があると思います．離床は，事実，仕事を増やすことにもつながるかもしれない．よいことって思っている人が多くても，その業務の増加に抵抗を感じる人も多いでしょう．もしそこを疎かにしたら，きっとスタッフはついてこなくなってしまう．自分が何のために忙しいなかで離床のために時間を割いているのか？がわからなかったら辛いだけ．離床はその日1日だけやればいいってもんじゃない．毎日地道に続けなければならないからこそ離床にかかわるスタッフが一丸となって**持続可能なシステムをつくることが重要なんです！**

研修医 ： 持続可能….

看護師 ： システム….

Dr.劉 ： そう！　持続可能なシステム！　"ICUスタッフの誰もが毎日当たり前のようにできる"…そんな早期離床プロトコールを広めるんだ．

看護師 ： へー．

Dr.劉 ： ICUでの早期離床は患者さんをよくする活動という一面の他に，ICUで提供する**日常の医療の質を改善する運動**（Medical Quality Improvement）というところに本質がある．前稿で述べたように，昨今のICU管理では，死亡率・救命率をただ単に改善するのではなく，いかに患者さんの心身をよくできるか？…つまりはその提供される医療の質に注目が集まっているんだ．その最たるものが，**質改善運動**という取り組みなんだね．

研修医 ： なんすか？　それ？　質？　改善運動？

54　　ICUから始める離床の基本

Dr. 劉 : 例えば，最も有名な質改善運動であるPronovostらが行ったCVカテーテル（中心静脈カテーテル）によるカテーテル関連血流感染症を減らそうというキャンペーンを紹介しよう[1]．

彼らは，ICUで発生するカテーテル関連血流感染症が多く，患者さんに生じる不利益が大きいと判断し，どうやったら感染症を減らせるかを考えたんだ．そして数ある方策のなかから簡便な（毎日当たり前にできるような）5つのルールを選んで，CVカテーテルの管理にかかわるICUのスタッフを教育し徹底させた（①挿入前に手を洗う，②十分なバリアプリコーションをする，③消毒にクロルヘキシジンを使う，④鼠径への挿入はさける，⑤不必要なカテーテルは早急に抜去する）．その結果，ICU滞在中のカテーテル関連血流感染症の頻度が1,000カテーテル施行日あたり0件という驚異的な結果を残した．患者のアウトカムを改善させ，しかも，CVの不必要な交換や治療期間が短くなることで病院にとっても医療費の削減という形で大きな利益をもたらした．

注目すべきは，彼らがこの運動を進めた手法なんだ．かかわるスタッフへの配慮（疑問への返答や教育）や日常診療でもごく平然と受け入れられる5つのルールの選択がこの成功をもたらしたんだね．見てわかるとおりこの5つのルールは決して難しいものではなく，どの施設でも行えるような簡便なものだ．これはもうやらないという選択肢がないように思えてこないかい？

研修医 : 確かに…．むしろやらないということは，患者さんがよくなるチャンスを逃している可能性すらありますね！

Dr. 劉 : そのとおり！確かに，こういった質改善運動がすべて成功を収めている訳ではないよ．でも，質改善運動には，ICUの方針や文化を根本から変えてしまう力があるんだ．Pronovostらは自身の経験をもとに，4つの段階からなる医療の質改善運動のモデルを提示してくれた（図1）[2]．この流れに沿って段階をふむことで，質改善運動をどのように進めるか，その運動の根拠となる論文やエビデンスをどうやって日常の実臨床に落とし込むか，という流れをわかりやすく解説してくれている．その第1段階が，**"患者アウトカム改善に必要な介入を作成するため，エビデンスを集め・要約する"**ことだ．

1 エビデンスを実臨床の世界に 　55

全体のコンセプト	Step 1：エビデンスを集めて、要約しよう
・大きなシステムの なかでの問題点を はっきりさせよう ・多職種で協力して 作り上げよう	Step 2：バリア・障壁を知ろう
	Step 3：データをとろう
	Step 4：すべての患者が受けられる介入をしよう →4つのE

図1　質改善運動の概要

2）エビデンスの収集と要約 〜調べて，分析して，生み出す

研修医 ：へー．まさに evidence based medicine ですね！ 好きです，そういうの！ 具体的にエビデンスは，どんなふうにまとめればいいですか？

Dr.劉 ：うん，いい質問だ．具体的にはまずさっきあったスタッフの疑問，「どうして？」「何のために？」「どうやって？」に答える形で情報の収集と要約を行う．「どうして？」に答えるためには，ICU・患者の現状…つまり死亡率や救命率が改善しても機能障害によって社会復帰できていない患者が増えてきているというデータを．「何のために？」に答えるためには，早期離床という活動をすることで患者・家族・病院に一体どんな利益があるのかを説明できる情報を．そして，「どうやって？」に答えるためには，過去の文献をもとに"こうしたら上手くいくのでは？"といった具体的な方策を，エビデンスから創出して提示することが必要だと思う．

Dr.小倉 ：調べて，分析して，生み出す…．素敵なサイクルだなぁ．

Dr.劉 ：でしょ（笑）？ 先生も上手いこと言いますね．患者さんをよくするって目標をしっかりもっている人は，自分がその目標に到達するまでにチームアプローチのどの部分の役割を担っていて，自分の仕事の意義は何なのかを理解して，さらに実際自分が患者をよくしているなっていう実感がわくと，120％のチカラを患者にそそぐようになると思うんです．僕は，この…何だっけか？ えーっと"調べて，分析して，生み出す"…？ そういう質改善のためのアプローチがとても重要だと思います．

研修医 ： evidence based medicineって，本当はそういうことをいうのかも
しれないなー．ただ論文読んでるだけじゃダメなんですね．なんだ
か，EBMの真髄を聞いている気がする！

看護師 ： うーん．でも，どうだろ．ちょっと冷静になると，たとえ理解でき
たとしても，看護師は自分たちのICUで本当にそれができるのかな
…という漠然とした不安を強く感じてしまうと思います．

Dr.小倉 ： それはそうだな．ドクターサイドで言うと，特にICUに入っている
患者の各科の主治医が離床に理解を示してくれるかわからないし，
「それって大丈夫なの？」と不安に思ってしまうかもしれない．

Dr.劉 ： そうかぁ．それじゃ，第2段階のステップを見てみよう！ 漠然とし
た不安ってやつの正体がわかるかもしれないから！

> ## point
>
> - 離床にかかわるスタッフの疑問に答えられるように情報を集めよう
> - 毎日持続可能なシステムをつくりICUの質を改善することが目的だ
> - 患者アウトカム改善に必要な介入を作成するために，エビデンスを集め・要約し・分析して・生み出そう

2　第2段階：バリアを知ろう

1）いきなり実践！

Dr.劉 ： さぁ．ここでは，「なぜ」「どうして」「どうやって」に対するエビデ
ンスを集めて，スタッフの理解も得て，患者アウトカムの改善が見
込める早期離床プログラムのひな型がつくれたとしよう．調べて，分
析して，生み出した，その早期離床プログラムが本当にICUで実践
できるかどうかは，どうしたら判断できるだろう？

研修医 ： うーん，実際やってみるとかでしょうか（笑）？

Dr.劉 ： そのとおり！

看護師 ： まぢ!? ずっこけー．そのまんまじゃん！

研修医 ： ちょっと…先生！ "いきなりやってみる" じゃダメだってさっき言っ

1　エビデンスを実臨床の世界に　57

てましたけど…（汗）．

Dr. 劉　：いきなりじゃないでしょー．ほら，僕らは，みんなで考えてやって
きたじゃないか．そうして生み出すに至った早期離床プログラム！
ついにその机上の空論ができあがったんだ!! 立っているスタートラ
インがぜんぜん違う！

看護師　：机上の空論って...（汗）．

Dr. 劉　：まだこの段階ではね．調べて，分析して，頭のなかでこねくり回し
て，できあがった理想の早期離床プログラム．現実とどれくらいか
け離れているか？ 実際にやってみないとわからない．

Dr. 小倉：チャレンジャーだねー．

Dr. 劉　：はい．私は常に，チャンレンジャーです．

Dr. 小倉：うむ，よろしい！

Dr. 劉　：実際，質改善をめざしたプログラムをつくるまでの過程では，当然，
このプログラムによって発生しうる有害事象のリストアップもなさ
れるし，そのプログラムを稼働させるときは，有害事象が発生した
際にとられる対策までが盛り込まれるはずだ．例えば，不整脈が出
たら中止しようとか，血圧が下がったら中止しようとか．プログラ
ムというのは，机上の空論とはいえ，それくらい揉み込まれたもの
でなければならない．

看護師　：なるほどねー．

2）やってわかるバリアは次への架け橋

Dr. 劉　：そうやって周到に準備されたプログラム（ひな型）は，実際に稼働
させてみると，どの部分が行いやすいか，行いづらいかが見えてき
たり，プロセスの欠落が炙り出されたりする．プログラムの欠陥や
その障壁となるような事項をわれわれが把握する必要があるんだ．つ
まり，"バリア"を知るということ．さっきのCVカテーテルのPro-
novostも，ひな型をつくった人たちはICUで実際どのようにそれが
運用されているのかをよく観察し，スタッフに必ず意見を聴くこと
が大切だと述べている．ICUは施設によって扱う疾患も，物の配置
も，スタッフの配置や勤務体系も違う可能性があるから，それぞれ
のICUで何が上手くいっていないかを見定める必要があるよね．そ

58　　ICUから始める離床の基本

れに加えて，立案者はこのプログラムを行うことで増えるかもしれないスタッフの負担も必ず考えなければいけない．実際やってみたはいいが，作業が多くなってしまって帰宅時間が遅くなり，しまいにはやらなくなったなんてことがないようにね．

看護師　：確かに，帰る時間がうーんと遅くなるのは嫌ですね…彼氏も待ってるし…．

研修医　：ブフォッ!! ゴホッ！ ゴホゴホッ！ グハッ！

Dr.小倉：鼻からお茶，出てるぞ．

Dr.劉　：…続けます．「ひな型がそれぞれのICUにどの程度マッチしているのか？」「どの部分を修正するとよりスムーズに行うことができるのか？」をよく観察し，そのひな型をICUで稼働し始めた結果，「スタッフが何を得られたのか？」「何を失う可能性があるのか？」これらを立案者は必ず把握する必要があるんだ．ICUの質改善という以上，患者や家族がhappyになるだけでなく，医療スタッフもhappyにできなければやはり成功とはいえないと思うからね．調べて，分析して，生み出して，実践して，最後に仲間の声を聴く！

看護師　：うわー！ 先生!! 素敵です♡!!!

Dr.小倉：仲間の声を聴く．素敵なチームだな．こんなチームにICUで患者さんをお願いしたら，各科主治医もhappyに感じて，"どんどんやって！"ってなるよね，きっと．

Dr.劉　：そのためには，もう1つ，次のステップが重要です．

---

point

- できあがったものが現実とどれだけ離れているかは，実際やってみるのが一番
- 修正点や改善点，利点や欠点などを詳細に観察し，バリアを洗い出すこと
- 患者側に起こったことと同時に，医療スタッフ側に起こったことも観察しよう
- 調べて，分析して，生み出して，実践して，最後に仲間の声を聴く

1　エビデンスを実臨床の世界に

3　第3段階：データをとろう

Dr. 劉 ： いったん走り出した質改善運動も，最初のうちはみなしっかりやると思う．きちんとした説明を受けて，患者もよくなるというんだから理解が得られていればそれはやらない方がおかしいよね．でも，この改善運動を漫然と一年通して休みなくやっていく自信はある？

看護師 ： うーん．ちょっと，自信がないです．それが当たり前のこととして定着すればいいんでしょうけど…途中で，もういいかなって思うこともあるかもしれないです．

Dr. 劉 ： この改善運動を持続性のあるものにするためには，どうしたらいいだろう？

Dr. 小倉 ： 飲み会をする！

Dr. 劉 ： 正解！

看護師 ： ほんとに!?

Dr. 劉 ： 本当に．何杯ビールを飲んだことか!! おかげさまで，痛風が…．

看護師 ： …嘘でしょ，先生あんまり飲めないじゃん（–_–;)

Dr. 劉 ： はい…嘘です．すみませんでした．

1)　質改善運動を持続的なシステムにするために必要なものは？

Dr. 劉 ： 本当に大事なことは，**"データをとる"** ということです．これが第3段階だね．

研修医 ： へぇー．データ．どうしてですか？

Dr. 劉 ： だってさ，この運動が始まったはいいけど，患者の様子があまり変わっていないうえに普段の業務がただ増えただけだったらどう？ そんなキャンペーンいつまでも続けられる？

研修医 ： 無理です．

看護師 ： 無意識のうちに拒否感がでちゃうかもしれません．

Dr. 劉 ： そうだよね．それに，半年くらいこのキャンペーンやったとしたら，「患者の何が変わったかな？」とか，「何がよくなったかな？」とか知りたくならない？ 第1段階で伝えたように，スタッフの疑問には

真摯に答えるのが鉄則．そこを怠ったら質改善ではなくて，ただの独善事業．キャンペーンを通してICUの何が変わったかをちゃんと伝えなくちゃ．もっと真面目な話をすると，スタッフのモチベーションを維持するためには，自分たちの行ったことが何につながっているのかを発信する必要がある．自分の行ったことが成果につながっているということを実感した医療スタッフは，うれしくってきっと途中でやめようなんて思わない．

看護師 ： 確かにー．

Dr. 劉 ： データを分析し，逆にもしも何ひとつ改善につながらなかったとしたら，そのときはどこが悪いのかをさらに分析，検証して改善策を生み出すことができる．データがよくても悪くても，データをとることは次に進む糧になるはず．

研修医 ： ふーん．データをとるって重要なんですねー．今までそんなこと，考えもしなかったです．

看護師 ： 具体的にはどんなデータをとればいいんですか？

Dr. 劉 ： Pronovostらは，**プロセスのデータ**と**アウトカムのデータ**の2種類を提示していて，明確かつ採取可能な項目をとることが大切だと述べているよ．プロセスのデータは「どれぐらいの頻度？」「どれぐらいの介入度合いになった？」などで，早期離床に関して言えば，「ICUでどれぐらいの頻度と強度でリハができたか？」ということだね．アウトカムデータはそれこそ設定しようと思えばいくらでもでてくるけど，患者についてのアウトカム（人工呼吸器の日数，ICU在室期間，死亡率など）や，病院についてのアウトカム（ベッド利用率，医療費など）が考えられると思う．彼らはさらに得られた結果と比較できるように，今までのデータを過去に遡ってとることも等しく重要であると述べている．詳しくは，前橋赤十字病院でどんな項目をとったのかを参考に**第2章-5**で詳しく説明しようと思う．待っててね！

看護師 ： わー！ 楽しみー．

研修医 ： 忘れずに解説してくださいね（笑）！

Dr. 劉 ： まかしとけぇい！

1 エビデンスを実臨床の世界に

> **point**
> - つくったものを持続可能なものにするためには定期的にデータを評価して医療スタッフで共有しよう
> - 伝えるデータの種類はプロセスのデータとアウトカムのデータの2種類ある

4 第4段階：4つのEを実践しよう
～すべての患者が受けられる介入をするために

Dr. 劉 ： さぁ，最後の段階になったね．ここでは質改善運動のための4つのEというのを教えるよ．ちょっとその前に，PDCAサイクルって知っているかな？

Dr. 小倉 ： Plan–Do–Check–Act の略だな．

Dr. 劉 ： さすがです！ なかにはPlan–Do–Study–Act と言う人もいるかもしれないけど，本質は同じだね．このPDCAサイクルは，計画を立てて，実行し，その効果を判定し，改善点があればそれを正して行動に移すというサイクルをいうよね．実はPDCAサイクルはビジネス界から出てきた言葉で，品質管理や業務管理といったところに端を発しているんだけど，Pronovostらはこういった質改善運動には少しあてはまらないかもしれないなと思って，新たに"4つのE"のサイクルをつくったんだ（図2）．

看護師 ： むむむ．4つのE…なんだか聞きなれない言葉ですね…．

1) Engage ～仲間を集めよう

Dr. 劉 ： うん，じゃあ1つずつ見ていこう．まずはじめのEは**Engage**（従事）だ．これはこの質改善運動のためのスタッフを集めることを意味している．第1段階で得た知識，特に今のICUに在室する患者の何が問題なのか，何を変える必要があるのかを共有し共感を得られたスタッフを集める，それが最初のE：Engage だ．Pronovostがやったのは，実際の患者の身に起こっている人生物語（悲劇的な面も勝利と思われる面も）を共有し，この質改善運動を行わなかった場合にどんな害が患者に起こりうるのかを説明したうえで，情熱が灯されたスタッフを精一杯集めることだった．情報の共有ってのは必ずし

62　　ICUから始める離床の基本

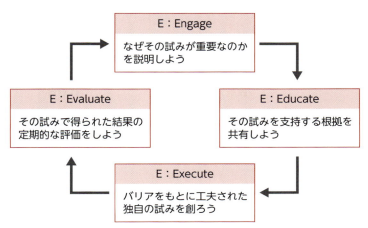

図2　4つのE

も悲劇的な内容やマイナスの内容ばかりではなく，ポジティブなことも共有するといい．暗いお話だけを伝えられると気がめいってしまうスタッフもいるからね．この最初のEで大事なことは，いかに患者が苦しい状況にあるかを情熱をもって説明し，スタッフの心にどれだけ熱い火をつけられるか？　それが大事なんだと思う．熱い火がついたスタッフが集まればディスカッションが進むし，よいアイデアが次々と生まれるはず．

研修医　：確かに，やる気のある医師と当直をすると次々といい経験ができるのに，やる気のない人と当直をすると疲れるだけっていうやつですね！　先生！

Dr. 小倉：ブッ込まれてるぜ，俺たち（笑）．

Dr. 劉　：…ですね（笑）．とにかく，火のついたスタッフを集めるというステップはとても大事だね．

看護師　：意思あるところに道は開けるっていいますもんね！

Dr. 劉　：いいこと言うね．

看護師　：てへ．

2) Educate〜知識を共有してブラッシュアップ

Dr. 劉　：さて．次のEは **Educate**（**教育**）だ．第1段階で集めた知識は，火の

ついたスタッフだけではなく，離床にかかわるすべてのスタッフに共有する必要があるんだ．質改善運動はICU全体の問題だからね．1，2年目の看護師も，10年目の看護師も同じく知識を共有することがICU全体の文化形成には不可欠．だって，「私は聞いてない！」なんて言われたら，そこから不協和音が広まってしまうかもしれないしね．皆が同じ目標に向かっていくという姿勢は，チームプレイにはとっても大事だよね．

看護師：若い看護師って吸収が早いというか，何でも興味があるから積極的になってくれそうですけど，逆にベテランになるほど腰が重そうですね…．

Dr.小倉：ぐ…それは医者もおんなじ…．

Dr.劉：ですよね．でも理解できる部分もある．いつもやっているルーティンワークにステップが増える，または全く違うものにされるかもしれない，それをすんなりよし！OK！とする人なんて，稀だと思う．だからこそ，なぜ？どうやって？を根気強く真摯に説明する必要があるんだ．あきらめちゃいけない．われわれの火が消えたら，他の人の心に火なんてつけられないんだから．

看護師：先生！熱い!!

Dr.劉：絶賛沸騰中!!!
うぉー!!!

Dr.小倉：うぉー!!!

研修医：…．

看護師：…小倉先生．
サ◯ヤ人になれてないです…．

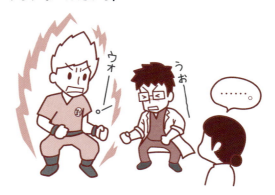

3) Execute 〜プロトコールは成功への近道

Dr.劉：さて（笑）．次のEはExecute（実行）．ここでは実際につくった質改善運動の最終版を実施・実行するステップなんだけど，ここでも工夫ができる．第2段階をふんだみんなは，その施設特有の早期離床に対するICUのバリアがわかったと思う．そのバリアを乗り越えられるように，最終的な離床推進プログラムのひな型をつくっていくん

だったよね．そこでは，離床を実際に行う場面を想定して，手順を
プロトコール化したりチェックリスト化したり，担当者が効率的に
プログラムを実行に移せるように工夫する必要があるんだ．特にプロ
トコールは，新人もベテランも同じ水準の質を提供できるように
なるから非常におすすめだけど，もし複雑なプロトコールを組んで
しまうと，それこそゴールまでたどり着かないなんてことになりかね
ない．ICUの状況に合わせた，明確かつ単純で実行可能なものを
つくることが重要だよ．

Dr. 小倉： プロトコールは，とにかく単純なものがいい．画一的とはいっても，
その内容がアタマに入らないくらいにメチャ複雑だと，いつの間に
か後回しになってやらなくなる．いつまでも資料を片手に，プロト
コールが何なのか？をチェックしながら業務をこなすような状況，一
年はおろか半年も続かないもん．

看護師　： ですよねぇ．

Dr. 小倉： 例えば，外傷の初期診療ではJATEC，JNTEC，JPTECなどで診療プ
ロトコールが日本全国で統一化されているじゃない？ そのうち蘇生
のプロトコールはABCDEアプローチって言われているんだけど，A：
気道をみて，B：呼吸をみて，C：循環をみて，D：脳神経をみて，
E：低体温を予防して，という簡単な5項目で成り立っている．簡単
で，誰にでもすぐに習得できるプロコールだから，JATEC，JNTEC，
JPTECは日本全国に広まったんだ．日本の外傷初期診療ガイドライ
ンの普及は，まさに医療の質改善キャンペーンの最たるものと言っ
ていい．

Dr. 劉　： このExecuteでは，プロトコールを使う人への配慮が必要だ．Pro-
novostらは究極の工夫をして，JATECのように，たった5つの項目
だけを見るチェックリストを作成した．その5項目はとても単純で，
スタッフの大きな負担増がなく行えたことですんなりと受け入れら
れたんだ．開始した後も，スタッフにヒアリングして，どこかに不
具合がないか配慮していたんだ．だから，あそこまでの成功が得ら
れたんだと思う．

研修医　： …．僕でもできますかね（汗）？

Dr. 劉　： できる！ぜっったい．大事なのは，皆の血となり肉となるプロトコー
ルだ．根気強く分析と工夫をくり返し，質の高い単純明解なプロト

1　エビデンスを実臨床の世界に　　**65**

コールをつくるんだ.

研修医 ： がんばります！

Dr.劉 ： うん！ 応援してる！

4） Evaluate 〜評価は進化を促す

Dr.劉 ： 最後のEは **Evaluate**（**評価**）だ. 第3段階でデータをとるって話をしたのを覚えているかな？ プロセスのデータとアウトカムのデータの設定をしたね. 今度はそれを実際に, 介入後に採取したデータとベースラインのデータ（離床の試みを始める前のICUのデータ, 事前にとっていることが望ましい）とで比較して, どこが改善したのか, どこにまだ改善の余地があるのか, どこが改善していないのか, または悪化しているのかを評価するんだ. このステップをふまないと, 始まった運動が一体どうなったのか, 患者は本当によくなったのかがわからない. ややもすると, スタッフのモチベーションが下がってしまいかねないから, しっかりとデータにもとづく評価を示して, スタッフのモチベーションをキープするんだ. この工程も, 質改善運動に非常に重要なステップだといえる. 可能であれば評価は定期的に発信することが望ましい. 一年の締めくくりにという形でもよいかもしれないけど, スタッフは時間と労力を使ってまで行った自分たちの介入が一体何につながっているかに非常に興味があるだろうからね, もっと頻回なフィードバックでもよいかもしれない.

研修医 ： 確かに大学で部活をやっていたときは, 定期的に大会があったので, その成績で何が足りないとか, ここを改善していこうとか話し合ってました！

Dr.劉 ： あと, このプロセスとアウトカムのデータの評価の他に, 評価しなければいけない大事な項目があるんだけど, わかるかな…？

看護師 ： 患者に何か害がなかったかどうかはやっぱり気になります.

Dr.劉 ： 正解！ その視点はとても重要だね. 質改善運動を始めた結果, 思いもよらないことが起こることがある. それは患者に起こることもあるし, ときには医療スタッフに起きることもあるんだ. そこをしっかり振り返る必要がある. 例えば, "患者の離床がちゃんと進んだ" …だけど "医療スタッフの腰痛もちが増えて休む人が増えた" とい

う感じでは，継続性が全くないよね．患者への害だけじゃなくて，この質改善運動を始めることで医療スタッフにはどういう影響があったのか，そこもしっかりモニタリングする必要がある．

研修医 ：部活などで何か新しいことを始めるときには，「みんなで集まって一緒にやろうぜ！」って感じで始まってましたけど，プロセスを考えるときはこんなとこまで考えるんですねぇ．

Dr. 劉 ：部活やスポーツは，キャプテンや監督という強力なリーダーがいるから，彼らの一声が部の方針になる．部活っていうのは，そうやって上手くいく面もあるんだけど，実際の医療の場ではそうはいかない．いろんな職種が，いろんな考えをもち，そしていろんなことをめざして働いている．そこで何かを始めるためには，適切なプロセスをふむことが成功への一番の近道だと思う．決して歩きやすい道でないけど，自分が今どこにいるかの道しるべになるように，この4段階のモデルは常に頭のなかに入れておこう．

研・看 ：はい！ ありがとうございます！

Dr. 劉 ：さあ，ここからは実際の質改善運動の症例報告だ．ICUで早期離床を実現し文化を創るために一体何が必要なのか，前橋赤十字病院で行ったことを例に，段階を追って検証しながら1個1個見ていこう．なかには「こうしたほうがよかった」とか，「こうするともっとよかった」ということも出てくると思うのでそのつどディスカッションしていくね！

研・看 ：はーい．

point

● 4つのEをまわそう．～Engage（従事）～Educate（教育）～Execute（実行）～Evaluate（評価）～

参考文献

1) Pronovost P, et al : An intervention to decrease catheter-related bloodstream infections in the ICU. N Engl J Med, 355 : 2725-2732, 2006

2) Pronovost PJ, et al : Translating evidence into practice: a model for large scale knowledge translation. BMJ, 337 : a1714, 2008

第2章　早期離床の実践

2 実践編①人を集めよう
～対PICSの戦略会議

1 ICU離床推進ワーキンググループの結成
～多職種で構成することが大切

Dr.劉 ： さぁここからは実際に前橋赤十字病院でどんな取り組みを行ったのかを参考にして，どのようにこの質改善運動（Quality Improvement）を進めていくべきかをディスカッションしよう．

研・看 ： はい!!

1) おすすめの第一歩 ～仲間を集めることから始めよう

Dr.劉 ： まずは何から始めるんだっけ??

研修医 ： エビデンス！

Dr.劉 ： そう，エビデンス！調べて，分析して…という流れだったね．ただ，前橋赤十字病院ではこの部分はあまり上手いやり方ではなかった．実は自分が1人で頑張ってあらゆるエビデンスを調べようとしちゃったんだ．

看護師 ： 先生1人でですか？

Dr.劉 ： そうなんだ．

Dr.小倉 ： ごめんね，手伝わなくて（笑）．

Dr.劉 ： いえ，大丈夫です（笑）．でも本当に時間がかかって，エビデンスを調べるだけで数カ月費やしたと思う．その間，1人でひたすら文献を読んで，医療スタッフに早期離床についての教育ができるように，スタッフが疑問に思ったことに答えられるように知識を少しずつ積み重ねたんだけど，もう本当に大変だった…．

研修医 ： お，お，お疲れさまです．

Dr.小倉 ： お疲れスキュー！

68　ICUから始める離床の基本

Dr.劉 ：はい（笑）．でも，僕がおすすめしたいのは，まずは人を集めること．Engage（従事）を一番はじめにやったらどうかという提案だ．1人ではできなくても2人ならできることはすごく広がるし，それが3人，4人になればすごいパワーになる．それに離床にかかわる多職種を入れることも非常に重要だ．医師だけでは離床を進めることはできないけれど，看護師や理学療法士など他の職種を集めることでいろんな視点から物事を考えることができる．そこで相互作用が生まれると思うんだ．

看護師 ：確かに，看護師だけで話していると進まないことも，先生に意見を求めるとすんなりと方向性が決まったこともありました．やっぱり先生達はすごいなーと思いましたよ．

Dr.小倉 ：その逆だってあるよ．うん．医師だけでは無理，なんてことも看護師さんと相談しながらやると，うまくいく．新規ECMOシステムを前橋赤十字病院に導入したときも，看護師さんのチカラは絶大だったもん．

2) 仲間を集める際のひと工夫

Dr.劉 ：人を集めることは非常に大事なんだけど，誰でもよい訳じゃない．そこで，前橋赤十字病院では1つ工夫をしたんだ．主に離床にかかわることになるであろう看護師と，理学療法士にアンケートをとったんだ（**図3**）．「これから離床という試みをしようと思うのですが，ICUでの離床をどう思いますか？ やりたいですかー？」ってね．もし，みんなやりたくないという回答だったらこれはもう成功は難しいと思っていたんだ．そのときは院長にお願いして院長命令でやるしかないと思ってた（笑）．でも回答を集めると実は80～90％以上の人が離床にすごく興味をもっていて，積極的に取り組みたいと思っているということがわかったんだ．

研修医 ：確かに院長から言われたらもうやるしかないって感じですけど，ぶっちゃけ身が入るかはわからないですよね．

看護師 ：でも，90％の人が味方になるかもしれないとわかったら先生のやる気も出るし，みんなも「あ，ついに離床始めるんだ！」とか「へぇこんなこと始めようとしているんだ」とかちょっとした認知になるかもしれませんね．

アンケート調査

＜ICU での早期離床・早期リハビリテーションについて＞

(1) 早期離床プロトコールの用紙を使用していますか？
　　□使用している　　　□時々使用している　　　□使用していない

(2) 早期離床・早期リハビリテーションに興味がありますか？
　　□とても興味がある　　　□まあまあ興味がある　　　□わからない　　　□興味がない

(3) なぜ興味があるのですか？または，なぜ興味がないのですか？　自由記載です☆
　　（　　　　　　　　　　　　　　　　　　　　　　　　　　　　　　　　　　　　　　）

(4) ICU での早期離床・早期リハビリテーションについてどう思いますか？
　　□積極的にやりたい　　　　　□まわりがやっているからやる
　　□できればやりたくない　　　□やりたくない

(5) ICU での早期離床・早期リハビリテーションの妨げになっているものはなんだと
　　思いますか？
　　（　　　　　　　　　　　　　　　　　　　　　　　　　　　　　　　　　　　　　　）

(6) ICU での早期離床・早期リハビリテーションを進めるには何が必要と思いますか？
　　（　　　　　　　　　　　　　　　　　　　　　　　　　　　　　　　　　　　　　　）

(7) EBM がうたわれる現代ですが，早期離床のエビデンスはどの位置だと思いますか？
　　□しないわけにはいかないぐらいの強いエビデンス
　　□少しずつデータが集まっている段階のエビデンス
　　□症例報告レベルの弱いエビデンス
　　□まったくエビデンスなどない

(8) 早期離床は経腸栄養や輸液やカテコラミンなどよりも ICU 重症患者の予後を良く
　　することを知っていますか？
　　□知っている　　　□知らない　　　□まじ？

(10) 今の ICU に一番必要なものはなんだと思いますか？　ぶっちゃけトーーク☆
　　なんでもどーぞ！
　　（　　　　　　　　　　　　　　　　　　　　　　　　　　　　　　　　　　　　　　）

ご協力ありがとうございました！今後ともよろしくお願いいたします m（＿）m

図3　実際のアンケート内容

Dr.劉 ：まさにそのとおりだ．そして，アンケートを集計した後に，ICUの集中治療認定看護師にお願いして，看護師のなかでも特にICUでの早期離床に興味があるメンバーを選定してもらったんだ．つまりやる気がありありの人たちだね．

研修医 ：理学療法士も同じように選んだんですか？

Dr.劉 ：うん．リハビリテーション科の部長に相談して，ICUをメインでやっている理学療法士さんを中心に同じアンケートをとったんだ．同様にみんな興味があってやりたいという現実がわかったから，部長にメンバーを選出してもらったんだ．そうやって一番初期のICU早期離床推進ワーキンググループができた．

看護師 ：素敵なチームになりそうですね！

Dr.劉 ：実際，すごいメンバーだった．彼らと仕事をすると，非常にやりやすくて，自分の気がつかない意見も出してくれた．やる気のあるメンバーを集めることの重要性が，身に染みてわかったよ．

point

● 一番はじめに行うこととしてはメンバーを集めることをおすすめする

● 同じ情熱をもった人たちを集めることが成功への秘訣?!

2 医師を召集

1) 上から下までまんべんなく

Dr.劉 ：メンバーの集め方なんだけと，どんなメンバーが理想的かな？

研修医 ：やはり上級医師の存在は必要だと思います．若手が言いづらいことも言ってくれますし．

Dr.劉 ：そうだね．医師の存在は必要不可欠．特に上から下まで満遍なく選出するのがよいかも．機動力のある若手医師と，発言力のある上級医が合わさると，1＋1が3とか4になる！

看護師 ：先生方は救急や集中治療の人たちだけで固まると意見が偏ってしまうかもしれないので，他科の先生をメンバーに入れるのはどうでしょ

2　実践編①人を集めよう　71

うか？

Dr. 劉 ： 手厳しい（苦笑）．でも，そうだね．他科の先生をメンバーに入れることも非常に大切．前橋赤十字病院では，初期からリハビリテーション科の部長をお招きしていろんな議論に加わっていただいた．そして部長を通じて，リハビリテーションスタッフや他科の医師とも協力関係を築くことができたんだ．集中治療医がリハのことを言うのと，リハ科の医師が言うのとではやっぱり他科の先生から見て印象が違うからね．

2）各科主治医への忖度を忘れないように

Dr. 劉 ： ICUには基本的に各科の患者が入る．外科，内科，心臓血管外科や小児科，本当にいろんな科が入ってくる．でも離床に免疫のない他科の先生がいきなり人工呼吸器をつけて患者が歩いているのを見たらびっくりしちゃう．「こんなこと聞いていない！ 俺の患者に何している！」なんてふうにね．それが問題でさ，どんなによいシステムでも，この離床という取り組み自体が頓挫してしまうこともある．だから僕たちのグループではリハ科の部長にお願いして，各科に通達してもらったんだ．「ICUで早期離床という取り組みをやります」ってね．実際にはどの科からも反対意見は全くなくてね，むしろ応援してくれる科がいることもわかって，さらにグループのやる気の向上につながったよ．

看護師 ： 医師を入れるにも，そこまで考えてメンバーを選択されていたんですね．

Dr. 小倉 ： 僕も傍で見ていて，上手いなぁって思ってた．僕も離床のチームに入ってるけど，リハ科の先生と一緒に仕事ができたというのは本当に有意義だったなぁって．リハ科は院内の多くの患者さんと横断的にかかわっているし，院内中の医療スタッフともかかわりをもっている．もちろん，各科主治医の先生方との信頼関係も普段から構築しているからね．彼らのチカラを借りるっていうのは，とても頼もしかった．一方で，リハ科のスタッフがICUでリハを行うのにあたり，何が心配なのか？…つまり，何がバリアなのか？もわかったしね．すごいコラボレーションだったと思う．

研修医 ： 先生！ 研修医の僕でも入れますか？？

Dr. 劉 ： もちろんだよ！ むしろ研修医大歓迎だよ！ 部長クラスの人たちは離床という文化がない環境で医師をしてきた人が多いから，「それ大丈夫なの？」とか「意味あるの？」とか思っているのか腰が重い人は多い．でも若手のみんなはまだなんでも吸収できるからこういう離床の試みをしっかり勉強しよう．そして研修医間で共有して，上の立場になったときもその思いを忘れないでいてくれたら非常にうれしいよ．

研修医 ： はい！ 早速，興味ある人を誘ってみます!!

point

● リハビリテーション科の部長をメンバーにしよう

● 各科主治医にも離床の取り組みを伝達することは大事

3 看護師の参画 ～ICUのメインパワーは看護師

Dr. 劉 ： 医師を集めることはもちろん大事なんだけど，他にも重要なメンバーはいないかな？ その人たちがいないと全く進まないと言えるほどの重要な役職なんだけど．

看護師 ： もちろん！ 看護師です！

研修医 ： 声，デカ！でも，自分もそう思います．看護師のパワーはときに恐ろしくもあります．

Dr. 劉 ： そうだね（笑）．言わずもがな，看護師のパワーは必要不可欠．実際，患者の看護は看護師がほぼすべてを担っているし，患者のささいな変化や病状の推移に真っ先に気づくのも看護師だ．そんな看護師をメンバーに入れることは非常に重要だよね．

看護師 ： ここでもやはり上から下まで満遍なく集めた方がいいですか？

Dr. 劉 ： 僕は集めた方がいいと思うよ．医師ほどではないと思うけど，やはり上になるほど業務外の仕事が増えて機動性が落ちてしまうしね．機動力があって伸びしろがあって，吸収力がある若手は必要だと思うな．

2 実践編①人を集めよう 73

看護師　：確かに，私も最近なんだか業務外の仕事が増えてきました….

Dr.劉　：それに，看護師長は，メンバーに入れないまでも，オブザーバーとして参加していただいた方がよいね．このICUで何を始めようと看護師長は把握しなければいけないし，また病院幹部への発言力という意味でも力強い味方になってくれるかもしれないしね．

看護師　：確かに，看護師のICUでの活動は看護師長の許可があってはじめて動けることも多いので，もし看護師長が味方だとすごく助かりますし，なにより心強いです．安心感がぜんぜん違います．

Dr.劉　：そうだね．そういった意味では，医師のICU部長にチームのメンバーまたはオブザーバーになってもらうことも検討したいね．

point

● メンバーに看護師は必要不可欠

● 上から下まで，できれば看護師長を味方に

4　リハビリテーションスタッフの参戦
～理学療法士・作業療法士・言語聴覚士

Dr.劉　：次に選定したいメンバー候補はだれかな？　研修医くんだったら誰を選ぶ？

研修医　：もちろん理学療法士さんです！　彼らの人体の機能に対する知識は本当にすごいんです！　僕，学生時代に怪我が多くて，よく理学療法士さんと一緒にリハビリテーションをしたんです．その際，ここが悪い，ここを庇い過ぎてるとか，こうするとよいとか，もう身体をすべて透視できてるんじゃないかって思うぐらい本当に正確に評価してくれたんです．

Dr.劉　：僕にもそういった経験，あるよ．ICUでの離床は，ややもすると焦点がただ運動をすることに当てられてしまうんだけど，そんななかでも運動の質を保つ必要があると思うんだ．同じ端座位でも，医者や看護師が行う端座位の質と理学療法士が指導してくれる端座位の質はやはりぜんぜん違うと思うんだ．腰の位置や，肩甲骨の使い方とか．僕らではわからないこともたくさんあるし，ICUの重症な患

者に害を与えないようにしながら回復を促すには，やっぱり理学療法士の力は必要不可欠だよ．

看護師：私もそう思います．理学療法士さんの意見は私たちとは視点が違っておもしろいし，すごく勉強になることがよくあります．

Dr.劉：そうだね．前橋赤十字病院でも初期のメンバーに理学療法士数名に参加してもらったよ．ここで提案したいんだけど，実は理学療法士以外にも参加してもらいたい人がいるんだ．それは作業療法士と言語聴覚士だ．この2つの職種は前橋赤十字病院のメンバーにはいなかったんだけど，今後メンバーを募ろうとしている施設にはぜひとも検討してほしいな．というのも，もう1回思い出してみると，この離床という試みの最大の目的は社会復帰，もとの生活に帰ることでしょ？確かに運動はできるようになったけど，箸が持てない，ボタンが掛けられない，作業ができない，食事ができないとなると，それは成功とは言えないよね．理学療法士の力だけでなく，作業療法士や言語聴覚士の力も非常に重要なんだ．ここでは軽くふれるぐらいにするけど，実は人工呼吸器患者の多くは嚥下障害を呈することがわかっている．あんな管が喉にずっとあるんだから，喉の感覚がおかしくなることは想像つくでしょ？そんな人たちの嚥下機能をしっかり回復させないと，誤嚥をして，もう1回人工呼吸器が必要に！なんてことになりかねない．目標が社会復帰・元の生活に帰ることである以上，決して回復までの過程に穴をつくってはいけないと思うんだ．

看護師：そうですね．人工呼吸器患者って，抜管した後も何もしていないのにむせていることが多いし，嚥下や食事など，確かに不安なことが多かったです．

Dr.小倉：作業療法も大事だよなぁ．箸使ったり，文字書いたり，パソコン打ったり，スマホいじったり．

Dr.劉：ですねー．小倉先生，作業療法士って，院内に何人いるか知ってますか？

Dr.小倉：いやぁ．気に留めたこともなかったな．

Dr.劉：ですよね．ほとんどの上級医は，作業療法士や言語聴覚士の数や勤務状況を把握していないです．作業療法士や言語聴覚士は，理学療

2　実践編①人を集めよう　　75

法士に比べるとその数がめちゃ少ないです．特に言語聴覚士は数名しかいない病院が大半です．だから彼らの業務が増え過ぎないように，どれくらいICUでのリハという取り組みに参加できるか？を施設ごとに検討しないといけないんですよね．

Dr.小倉：なるほどねぇ．

point

- 離床の質を担保するためには理学療法士の参加は必要不可欠
- 作業療法士と言語聴覚士の参加も将来的には必要と思われる

第2章　早期離床の実践

3 実践編②院内整備をしよう
～施設のバリアをクリアした 前橋早期離床プロトコールの作成

1 ICUにかかわるスタッフに事情聴取
～早期離床の障壁，院内バリアの調査

Dr. 劉 : さぁ次の段階に進もう．まずはじめにエビデンスを調べて，分析して，メンバーを集めたね．次の段階はどうしようか？

研修医 : 先ほどの流れだと，次はバリアを知ろう！ でしたね（**第2章-1参照**）．

Dr. 劉 : うん．んじゃ，早期離床のバリアには一体何がある？

研修医 : うーん，怖いおねーさま看護師！

Dr. 小倉 : 正解！

看護師 : えー（汗）．

Dr. 小倉 : 嘘です（笑）．

Dr. 劉 : 他には？

看護師 : やっぱり"重症"ということじゃないですか？ 重症な患者さんほど，人工呼吸器管理中だったり，透析を必要としていたりといろんな機械がついているし，そういう患者の"離床"は，めちゃ大変なイメージです．

研修医 : あとはやっぱり"忙しい"というのも，バリアの1つになりますかね？ ICUって医者も看護師もやることが多いですし，マンパワーが足りてないですよね．

Dr. 小倉 : 俺なんかから見ると，患者を離床させたら急に血圧が下がって…なんてことになったとき，病態悪化の責任の所在が気になるな．主治医？それともICU？って．それ，バリアになりうると思うんだよね？

Dr. 劉 : いいとこ突きますねぇ．ICUで早期離床を進める障壁は，めちゃくちゃたくさんある．これに関する研究報告はいくつかあってね，2016年にRolfらがわかりやすく4つの領域に分けて27個もの早期離床の

3　実践編②院内整備をしよう　　77

患者に関連した障壁	ICU の構造に関連した障壁
・身体的な問題 　（循環，呼吸，痛み，肥満） ・神経精神的要因 　（深鎮静，せん妄，不安，不眠） ・ICU における医療機器	・人員不足や時間的制限 ・早期離床の program・protocol の欠如 ・不十分なスタッフ教育 ・医療資源の制限 ・離床前の早期退室
・早期離床の文化の欠如 ・スタッフの知識不足 ・早期離床の優先度が低い ・スタッフの賛同や協力が得られない ・患者や家族の教育不足や知識不足	・多職種が共同して介入する計画がない ・役割や責任などの所在が不明確 ・スクリーニング不足，不必要な安静指示 ・ストレス，腰痛，怪我といったスタッフ 　の負担
ICU 文化に関連した障壁	離床のプロセスに関連した障壁

図4　早期離床へのバリア

　　　　障壁を説明していたよ[1]．それを**図4**に書いてみるね．

1）全部をめざさない，できるところからコツコツと

Dr. 劉 ：どう？ たくさんあるね．実はこれだけではなくて，2017 年にも Parry らが障壁に関する論文を2つ出しているんだ[2, 3]．早期離床というのがいかに多くの障壁に直面しているかがわかるね．

研修医 ：これは…さすがに…きついですね．

看護師 ：これはちょっと…かなり厳しい闘いになるんじゃないでしょうか？

Dr. 劉 ：どうしてだい？

看護師 ：だって，これ全部対応するためには一体いくつのハードルがあって，そのハードルを越えていくのに，どれぐらいの時間がかかるか？わかったもんじゃないですよ！

Dr. 劉 ：僕もそう思うよ．全く同じ意見だ．

研修医 ：え？ 先生も同じ？

看護師 ：これを見たら，早期離床がハチャメチャに遠のいて感じます…．

Dr. 劉 ：みんなは今，このすべての障壁を克服するためには…って考えてい

ないかい？

看護師 ： はい．もちろん．

Dr. 劉 ： 早期離床を達成するためには，何もこれらにすべて対処できなきゃダメな訳ではないんだ．というよりすべてに対応することの方が不可能だと僕は考えている．それに，僕たちが勤務するICUって，それぞれ施設ごとに特徴があるじゃない？ だから，得意なところと不得意なとこがある．異なるICUには，異なるバリアがあると思わないかい？

Dr. 小倉 ： 確かに．

Dr. 劉 ： この"バリアを知ろう"というステップでは，バリアに対する対処法を考えることは非常に大切．でもそれと同じぐらい，**"自分のICUでは"** 何がバリアなのかを調べあげることが大事なんだ．日本のICUには，open ICUやsemi-closed ICU，closed ICU，surgical ICUにmedical ICU，emergency ICUとか，本当にいろんな形のICUがあるからね．あの施設ではここが問題だけど，自分の施設ではそんなに問題ではない，ということもたくさんあると思うんだ．

Dr. 小倉 ： 僕がECMOを学んだイギリスでは，ECMOのICU管理はとっても整備されてたけど，E-CPRはぜんぜん整備されていなかった．日本はその真逆だったから，新規のECMOシステムの導入は，イギリスでのやり方に流されずに，日本バージョンにアジャストしたな．

Dr. 劉 ： 小倉さん，それ，正解．"その施設ごと"って感覚が，一番大事だと思うんです．だから，前橋赤十字病院では現場のスタッフからワーキンググループを結成した．そして，"現場の声"を聴くために，ICUで早期離床を進めるにあたって障壁となりそうなものを医師，看護師と理学療法士の3職種に匿名でアンケートしたんだ．

看護師 ： なるほど．実際にやることになる人たちに「どこを改善したら離床の取り組みが上手くいきそうか？」を聞くってことですね．

Dr. 劉 ： そういった意見を反映した離床のプログラムはきっとみんなもやりやすいと思うからね．

研修医 ： 意見を聞いて実際それが反映されると，なんだか自分も参加できているって実感がわくので，「いざ，離床を始めます！」というときに，「あれかー！」「きたなー！」と感じますよね．

3 実践編②院内整備をしよう　　79

2) 早期離床のバリア ～前橋赤十字病院の場合

Dr. 劉 ： そうだね．前橋赤十字病院でも看護師，理学療法士からさまざまな意見があがったんだけど，いろいろ分類していくとどうやら3つの大きな意見があることがわかったんだ．

研修医 ： 何でしょう？ 気になります！

Dr. 劉 ： まず1つ目は**安全管理**と**リスク管理**だ．「重症患者のバイタルサインをみたときに，そのまま動かしてよい状態なのかなどという判断が看護師，理学療法士にはできない．だから離床には非常に不安がある」という声が特に多かったかな．

看護師 ： わーかーるぅ．決してダメな訳ではないけど「動かして何かあったら私どうしよ!?」って考えて消極的になってしまいます…．

Dr. 劉 ： それは，しょうがないことだよ．でも，一歩を踏み出さなければ，離床の文化は生み出せない．だからその一歩のために工夫が必要だとわかったことがこのアンケートの1番の収穫だったかな．

研修医 ： 2つめは何だったんですか??

Dr. 小倉 ： 俺の記憶によると，2つ目は確か，**機械の問題**だったな．人工呼吸器や透析器，点滴ラインが何本もある人，胸腔ドレーンが入っている人，もっと大変なのは人工心肺〔膜型人工肺（ECMO）〕中の人とか．そういった機械類や薬品類に依存して生きている患者さんを動かそう！としたときに，「ちゃんちゃらオッケー！ 楽勝！」っていう医療者がいたら，むしろ，ICUに勤務しない方がよいかもしれない．そんな重症な患者さんを前にして，何も不安に思わない看護師や理学療法士はいないよ．「この機械，外れたら死ぬ」「この点滴，抜けたらやべぇ」みたいに，みんな同じ不安をもっているんだね．

看護師 ： 正直，機械がいっぱいついている患者の離床は抵抗感は強いです．このデバイス，取れてからじゃだめですかー？って思っちゃいます．

研修医 ： でも，ICUに入室して1週間後に離床じゃあ遅いんじゃなかったっけ？

Dr. 劉 ： できるねー．君も成長してきてるな！

研修医 ： たまには，いいとこ見せないと！（看護師を，チラリ）

Dr. 劉 ： ふふふ．うん．離床は，できれば2～3日以内がベストだという話を

したね. 2〜3日以内っていったら, 人工呼吸器などを離脱できている患者は少ないかもしれない. だからそういったデバイスがついていてリスクが高そうな状況でも離床が進められるよう, 緻密なプログラムをつくる必要があるんだよ.

看護師 : いろいろと計算して, 確実な一歩を踏み出さないといけないということですね.

Dr. 劉 : そのとおり！ そして3つ目のバリアは, **人員不足**や**業務過多で離床のための時間がない**ってことだった. これも昨今の「医療従事者の労働時間おかしくなーい!?」といわれている日本のICUにとっては, 深刻な問題なんじゃないかな. 離床にはどうしても人員と一定の時間が必要だからね. 人員の調達と時間の調整が必須ということがこのアンケートでよくわかった.

看護師 : 例えばICUに離床のための "助手さん" がいれば, 非常に助かるんですけど. ぶっちゃけて言うと, 医師が手伝ってくれればすむ話なんですけどね…. (研修医を, チラリ)

研修医 : ぼ, ぼ, 僕はやりますよ.

Dr. 小倉 : ぼ, ぼ, 僕も, や, や, やりましゅよ.

Dr. 劉 : …先生. 噛んでます.

Dr. 小倉 : しゅ, しゅ, しゅいましぇん.

Dr. 劉 : 正直に言うと「医師が手伝ってくれない」という意見も多かった(笑). 僕も離床のための助手がいたらどんなに助かるかって思うよ. でも実際, 病院に雇う余裕はないよね. この離床が上手くいって, 医療費がすごく削減できたら病院も考えてくれるかもしれないけど, 最初は今いる人たちでなんとかしないといけないんだよ.

研修医 : なんだか3つの障壁に対応するだけでも大変そうですね. むしろこれ以上は無理って印象です.

Dr. 劉 : 僕もそう思う. でも, ワーキンググループはメゲなかった. 熱く燃えていたから.

Dr. 小倉 : うおぉぉぉー!!

看護師 : だから…小倉先生. なれてないって, サ○ヤ人….

Dr. 小倉 : やはり, クリ○ンがやられないとダメか.

3 実践編②院内整備をしよう 81

Dr. 劉 ：…はい！ ではこういった自施設でのアンケート結果をもとに，前橋赤十字病院はどんな離床のプロトコールをつくったのか，次のステップで見てみよう．

> **point**
>
> ● 早期離床のバリア・障壁はいっぱいある，すべてに対応するのは無理
> ● 各施設でバリア・障壁は違うはず．自施設が抱える早期離床達成へのバリアを探そう

2　早期離床プログラムの作成 ～前橋早期離床プロトコール

Dr. 劉 ：前に紹介した Quality Improvement の流れでは，"バリアを知ろう"の次は "データをとろう" だったんだけど，前橋赤十字病院ではバリアを知ろうの次は，明らかになった自施設の離床への障壁を克服するために，前橋早期離床プロトコールというものを作ることに専念したんだ．まさに集めて，調べて，生み出した集大成だ．

研修医 ：ついに離床のひな型ができたのですね！

Dr. 劉 ：その前橋早期離床プロトコールの概要を図で示したから見てみてね（図5，6，表1）[4]．

1）バリアから導き出された "医師主導"

Dr. 劉 ：前橋早期離床プロトコールの特徴は，何といってもその主導権が医師にあることだ．プロトコールを見てもらえるとわかるように，本来は離床については素人であるはずの集中治療医が離床内容を決定して，実際の離床にも医師が参加するという構図をとっている．どれもこれも，前橋赤十字病院のICUで判明したバリアに対応するための策なんだ．バリアは覚えているかな？

看護師 ：安全管理，リスク管理，それに医療デバイス．

研修医 ：最後は人員不足や業務過多でした！

Dr. 劉 ：そのとおり．前項で説明したように離床の際の安全管理，リスク管

理は「重症患者のバイタルサインや病態を考えて今動かしてよい状態なの？ やめた方がよい状態なの？といった判断が難しい」ということに集約されると思う．

看護師：私もそう思います．正直なところ端座位をとるだけであればわれわれでもできると思いますが，この患者を今本当に動かしてよいのかという点に自信がもてないんですよね．

Dr. 劉：実際そう感じているICUのスタッフは多いと思うよ．ICUの患者は，病態が複雑で多臓器不全を呈していることが多い．疾患もさまざまだし，治療内容もバラエティに富んでいる．今，目の前の患者が離床できるほど安定している状態なのかという判断を日々の忙しい業務のなかで看護師や理学療法士にすべて任せてしまうというのは少し酷な気がする．確かに，看護師や理学療法士がICUの患者をバンバン離床させる文化をすでに形成できている施設にとってはそんな悩みは少ないかもしれない．でも今の日本のICUでは，離床専門チームや離床に精通した人がいて，離床の文化がすでにしっかりできあがっているところはそんなにないんじゃないかな．たぶんどの施設もこの安全管理とリスク管理ってところは悩みどころだと思う．

看護師：そうなんですよね．離床に限った話ではなくICUのいろんな試みに対して，やっぱり安全管理とリスク管理というキーワードがついて回る気がします．

Dr. 劉：でもさ，そんな重症かつ複雑な病態の患者を日々せっせと勉強している人たちが，ICUにいない？

研修医：あ！ います！ います！ ずばり!! 俺!!

Dr. 劉：努力は認める！ でもまだまだ！

研修医：はい，頑張ります！

看護師：集中治療科医でしょうか？

Dr. 劉：そう，集中治療科医だ．集中治療科医は毎日，患者の今までの状態や治療のレビューをして，今日の患者の状態を評価し，そして今日明日以降の治療プランを立てている．彼らは当然バイタルサインも逐一評価しているし，今後病態がどうなっていくかってことも予測している．看護師さんが言った「何かあったら…」というところも当然予測しながら日々の診療を行っている．むしろそういったトレー

3　実践編②院内整備をしよう　　83

ステップ1
ICU医師が入室時に前例リハビリテーションオーダーを出す

ステップ2
① ICU医師が毎朝前橋早期離床アルゴリズムを使用して患者の病態評価とその日に行う離床のレベルを決定する
② ICU医師は決まった離床のレベルを看護師に伝えてその日に行う離床の時間を話し合う
その際患者の状態やリスク評価の情報を共有する
③ 決まった離床を行う時間とレベルを看護師から理学療法士に午前中に連絡して，決まった時間に集合する
医師は離床を行う時間までに鎮静薬を調整し離床をできる状態にしておく

ステップ3
医師・看護師・理学療法士の3職種を基本チームとして指定時間に集合，離床を行う
医師は離床中の患者のバイタルサイン，呼吸循環動態をモニタリングして，適宜対処する

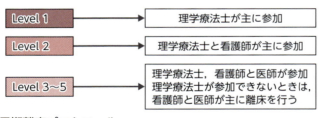

Level 1	理学療法士が主に参加
Level 2	理学療法士と看護師が主に参加
Level 3〜5	理学療法士，看護師と医師が参加 理学療法士が参加できないときは，看護師と医師が主に離床を行う

図5 前橋早期離床プロトコール

ニングのためにICUにいるからね．離床の際の安全管理やリスク管理の判断で適任な感じがしない？

研修医： 確かにそういわれると…，かなり適任な感じがします．

看護師： それに集中治療科医の評価のお墨付きがあると，すごい安心します．なんというかもし何かあったときに私責任とれない…って思っちゃうので．

Dr.劉： 責任の所在というのも離床を進めるうえでは非常に重要なことだと思うよ．当然だ．だからこの前橋赤十字病院では一番はじめのスタートをスムーズにするため，そして一番離床にかかわるであろう看護師と理学療法士の負担を減らすように，集中治療科医にその主導権

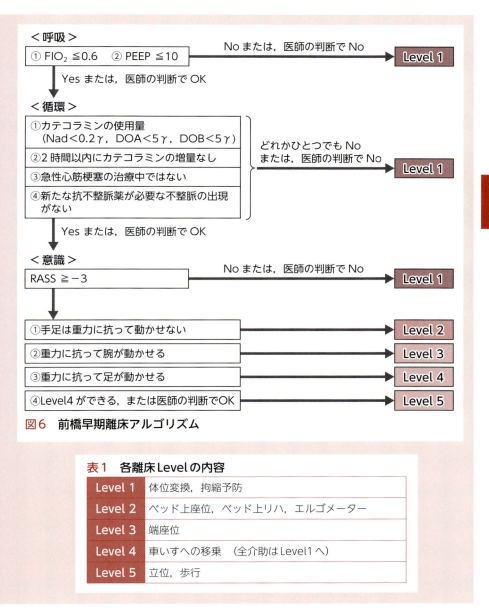

図6 前橋早期離床アルゴリズム

表1 各離床Levelの内容

Level	内容
Level 1	体位変換，拘縮予防
Level 2	ベッド上座位，ベッド上リハ，エルゴメーター
Level 3	端座位
Level 4	車いすへの移乗　（全介助はLevel1へ）
Level 5	立位，歩行

と責任の重きを置いたんだ．

研修医　：ICUは医療デバイスが非常に多いですけど，ICUの先生ってすごく使用法が上手じゃないですか．原理や操作方法に精通している感じ

がしますし．もしかしてバリアの医療デバイスにまで対応できちゃうんですか？

Dr. 劉 : よいところに気がついたね！ そのとおり，ICUの医療デバイスを使いこなすのもまた集中治療科医に課せられた使命だからね．医師がデバイスの調整を行いつつ離床に参加するというスタイルにすれば医療デバイスはバリアでなくなるんじゃないかと思ったんだ．

研修医 : すごい！ 言われてみれば集中治療科医がいればバリアの多くを改善できるんですね！

Dr. 劉 : それに3つめの人員不足というところも医師が1人増えるだけでかなりの負担減になるからね．

看護師 : それもすごい助かります（笑）!!

Dr. 劉 : そうだよね．前橋赤十字病院のスタッフがあげた3つのバリアの克服法を考えているとやはり集中治療科医の介入が必要だと思ったんだ．それに集中治療科医にはこの3つのバリアに対処できる他にも離床を進めるうえで欠かせない大きな能力があると思っている．なんだかわかる？

研修医 : 朝から晩まで缶コーヒー1つで働ける能力ですか!?

看護師 : それは離床関係ないでしょ！ むしろその職場大丈夫!?

Dr. 劉 : ははは（苦笑）．正解はね，集中治療科医はそのトレーニングの過程で多職種との協同のしかたをしっかり学ぶから，オーケストラの指揮者のごとく多職種の状況を見極めて先導するリーダー的な存在になることができることなんだ．今までは離床やリハビリテーションは完全に理学療法士に任せっきりにして，かつ協力関係もなかったから，結果，離床はぜんぜん進まなかった．何よりコミュニケーションがなかったからね．きっと理学療法士達もやりづらかったんじゃないかな．

Dr. 小倉 : 多職種が入り混じるはずのICUなのにね….

Dr. 劉 : だから医師が離床の主導権を担って先導するっていう案を提案したときは，「なんで医師が？」ってよりはむしろ「それが適任！」「そうしたい」という意見が多かったよ．

看護師 : 確かにICUの先生は患者の状況をよく見ているうえに，他の職種のこともよく見ている人が多くて，適任かもしれませんね．

2）3つのステップ

Dr. 劉 ： 集中治療科医にはチームを引っ張っていく能力は必須だからね．プロトコールを簡単に説明するとね，**ステップ1は必ず全例リハオーダを出すこと**だ．患者が入ってくるときにICUの担当医師が決まると思うんだけど，その医師にはリハビリテーションオーダーをリハ科に出すように義務づけたんだ．なーんだそれだけ？と思うかもしれないけど，さっきも言ったように離床には専門家とマンパワーが必要だからね．理学療法士の力は必要不可欠なんだけど，今の日本の医療制度では，システム上リハ科へのオーダーがないと理学療法士が公的にリハに参加できない．だから，入室とリハ科介入までのタイムロスを少なくすために，入室時のリハオーダーを義務付けた．

研修医 ： 確かに．ICUに入室して数日経って，「今日，理学療法士さん来るんですかー」と聞いたら，「まだリハオーダー出てません」って言われたこと，何度もあります（汗）．それからリハオーダー出して，ようやく初期評価してもらうというプロセスだったから，かなりのタイムロスでした（苦笑）．

Dr. 劉 ： 実際，前橋赤十字病院ではこのプロトコールを始めた後，ICU入室時のリハオーダーはほぼ100％出されるようになった．当日または翌日には理学療法士が離床に参加できる状況をつくることができたんだ．

看護師 ： それはすごい．オーダーを出すだけでもそんなに効果があるんですね．

Dr. 劉 ： Pronovostのときもそうだったけど，プロトコールはシンプルなほどよいからね．**ステップ2は，患者の状態に基づく適切な離床レベルの決定**だ．前橋赤十字病院では朝に各患者の担当医が決まるんだけど，その担当医が患者の診察や評価をしたら，次に『前橋早期離床アルゴリズム』（**図6**）を使って患者の状態（呼吸，循環，意識）に合った適切な離床レベル（**表1**）を決めるんだ．その決まったレベルを看護師に伝えて，「今日は14：00にLevel3（端座位）をやりましょう」という形で時間調整のスケジューリングを同時に行うようにした．

研修医 ： 医師は一応離床については素人なんですよね？適切な離床レベルを決められるんですか？？

Dr. 劉 ： よい質問だね．アルゴリズムで選ばれる離床レベルは臨床の論文で

3 実践編②院内整備をしよう 87

報告されたすでに成果が得られているプロトコールを参考にしているから，医師が離床の素人だからって突拍子もない離床レベルを選ぶことはないから安心してほしい．

研修医：なるほど．エビデンスを調べて，分析して，生み出しているんですもんね！

Dr. 劉：そのとおり．でもここからの段階に医師が主導している意義がある．看護師に時間を伝える際に患者の状態，例えば「敗血症で抗菌薬が効いて快方に向かっている」とか，「重症外傷でまだ血圧が安定していない輸血が必要な状態」とか，ちょっとした患者の病状を共有して，「離床の際はこのCVが危ないね」とか「カテコラミンがつながっているからゆっくりやろう」とか，リスク管理の情報を話し合って共有するようにしたんだ．コミュニケーションが大事だっていわれているICUだからこそ，これを機に医師と看護師のコミュニケーションも強固になればと思ったんだ．

看護師：そのぐらいコミュニケーションがとれると，看護師はだいぶ安心すると思います．

Dr. 劉：さらに時間も調整できるから，「この時間までにCTを終わらそう」「清拭はこの空いた時間にしよう」など1日のスケジュールを自分で組み立てることもできると思うんだ．

研修医：理学療法士への連絡はどうするんですかー？

Dr. 劉：離床のレベルと時間が決まったら，担当看護師またはその日の看護リーダーから担当理学療法士に連絡をするような形にしたんだ．「今日は何時にLevel 3の端座位をやりますねー」というようにね．

研修医：でも理学療法士は毎回そんな連絡もらって手間ではないでしょうか？

Dr. 劉：僕もはじめはそう思ったんだけどね，前橋赤十字病院はICU専任理学療法士も専従理学療法士もいない，各患者に1人の理学療法士がついている担当制だったんだ．だから理学療法士がICUに来る時間はバラバラで，来ても患者がCTに行って不在とか，点滴入れ替えているとか，包交している際中とか，タイミングが合わないと何もできないで帰ることもしばしばあったみたいなんだ．そこで「多少手間でも逐一連絡がもらえると助かる」という理学療法士側からの意見が多かったからこういった形にしたんだ．これも，"各施設に合った

方策を追及した結果"かなぁ．専任・専従理学療法士がいる施設ではその人が窓口になって調整すればよいと思うよ．

研修医 ： なるほどー．今度は僕にも連絡してほしいなぁ．

Dr.劉 ： お．少し興味出てきたのかな？？

研修医 ： めちゃくちゃありますよー．実際参加してみたいと思ってますもん！

3) 最強の布陣で離床を実施！

Dr.劉 ： うれしいなぁ．ありがとう．**ステップ3**は，"**指定した時間に，医師，看護師，理学療法士の3職種が集まって離床を行う**"だ．さすがにLevel 1や2の拘縮予防や車いすの全介助移乗とかはあまり医師が力を発揮する場面は少ないんだけど，Level 3以上の端座位や立位，歩行をするときは，医師がそばにいてバイタルサインの管理や呼吸循環のモニタリング，リスクの高い医療デバイス，人工呼吸器の管理・設定の調整などをするようにしたんだ．

研修医 ： デバイスの調整も必要なのですか？

Dr.小倉 ： だって，人間が運動するとき，酸素いっぱい使うでしょ？ 呼吸は早くなるし，深くなる．そういった"酸素が欲しい"というカラダの欲求に患者さんの心肺機能がついていけなかったら，デバイスを調整してあげる必要がある．投与する酸素量を増やそうとか，ECMOの血液流量を増やそうとか．

看護師 ： なるほど．ただ運動だけさせといて，酸素あげないなんて，ただの拷問ですもんね（苦笑）．

Dr.劉 ： 離床は身体の酸素需要量を少なからず増やす負荷行為だということをしっかり認識しないといけないね．それに医師がそばにいると，いざ患者さんに何か起こったときもすぐに対応できる．看護師や理学療法士の，リスクや安全に対する不安とか心配は軽減されるし，負担も分散できるんじゃないかな．医師が患者の状態をモニタリングして安全を担保し，理学療法士が患者の身体を触りながら離床の質を保つ，そして看護師のサポートもある離床の形，それが前橋赤十字病院の離床なんだ．

看護師 ： 理想的な布陣ですね！ そこに"ICUの先生がいる"ってだけで安心感が全く違いますし，先生がチームを引っ張ってくれると，すごく

第**2**章 早期離床の実践

3 実践編②院内整備をしよう 89

助かります.

研修医 : 多職種のなかにも，ちゃんとリーダーがいると，チームは上手くいくんですよね.

Dr. 劉 : いいこと言うね. 確かに最近は多職種連携という言葉がはやっているけど，多職種をまとめるのは誰なの？と思うこともある. 主導するリーダーがいるって，大切なことなんだよね. "リーダーはICUドクター". もちろんこのままのスタイルで他の施設に当てはめることはできないかもしれない. だって前橋赤十字病院のスタッフが考えているバリアに対処するためにつくられたプロトコールだからね. それにリーダーが医師である必要は必ずしもないし，積極的な看護師や理学療法士がなってもよいんだ. ICUドクターをリーダーにしたのは，この形が前橋赤十字病院のバリアにとって一番合ってるって思ったから. だから，この離床のスタイルが前橋赤十字病院にしっくりくるのは，当たり前だよね. テーラーメイドしているんだもん. むしろ，しっくりこなくちゃ困る. この前橋赤十字病院がたどった経緯は，理論立てて進めているから，学習に値する部分もあると思うんだよね. 他の施設でも応用できるところがきっとあるから，参考にしてみてほしいな.

point

● 前橋早期離床プロトコールは医師・看護師・理学療法士の多職種からなるチームで医師にリーダーシップを任せている

● 各施設の障壁に対処できるプロトコールをつくろう

3 スタッフの教育
〜ただやるだけではだめ，情熱をもって，"何のために"を大切に

Dr. 劉 : バリアを知って，そのバリアをもとに自施設にあったプロトコールをつくった. 次は何をしようかな??

研修医 : データ取りはまだしないってことでよいですか??

Dr. 劉 : そうだね. データとりはまだわれわれはスキップで！

看護師 : Engage（従事）はもう人は集めているし，次はEducate（教育）で

90　ICUから始める離床の基本

すか？？

Dr. 劉 ：そうだ！　次は Educate（教育）だ．この部分も非常に重要なパートだ．ワーキンググループは皆同じ思い，熱意でやっている人たちだから当然話が進むのも早いけど，その熱意を今度は ICU 全体に広げないといけない．いかに彼らのこの運動に対する理解度を上げられるか，いかに一般の看護師と理学療法士の心に火をつけられるかが，成功のカギを握ると言っても過言じゃない．

研修医 ：具体的には何をしたんですか？？

Dr. 劉 ：やったことはいたってシンプル．ICU の医師・看護師，リハ科の理学療法士が聞けるように，勉強会を週に1〜2回，4週間かけて勤務が終わった後に開いたんだ．ワーキンググループのメンバーが積極的に声をかけてくれて，ほぼ全員に勉強会ができたと思う．でもただプロトコールの説明をするだけの勉強会だと眠くなるだけだからね．プロトコールの説明ってよりはむしろ，何のために早期離床をするのか，早期離床をするのがどうしてよいのか，どうやれば上手くできるのかというところを本当に強く強調したんだ．エビデンスを調べて，分析して，そして生み出すための集大成を熱意をもって何回も伝えた．

研修医 ：すごいですね．先生1人でやったんですか？

Dr. 劉 ：うん．本当はここも分担してもよいんだけど，やっぱりリーダーとして一番の熱意を伝えたいという思いがあったからね．それに，何回も勉強会してたら後半はかなり説明が上手くなったよ（笑）．

Dr. 小倉 ：学会でのプレゼンもめちゃ上手くなったよ！

Dr. 劉 ：ありがとうございます！

Dr. 小倉 ：それでこんな執筆も…（笑）!!

Dr. 劉 ：思いを伝える機会をいただき感謝にたえません（笑）!! でも，実際聞いている人の印象を直に見ることもできて，とてもよかったです．なかにはすごく感激してくれる人もいたし，あまりまだ響いていないなって人もいたりとさまざまだったけど，全員に思いを伝えることで ICU 全体として1つの目標に向かうという構造をつくることができた．それがこの取り組みの一番大きな収穫だったかな．

3　実践編②院内整備をしよう　　91

point

● ただの勉強会ではなく，なぜ，どうやって，それをすることで何が得られるのかを大切に

● 熱意と情熱をもって伝えることが一番大切

参考文献

1 ）Dubb R, et al：Barriers and Strategies for Early Mobilization of Patients in Intensive Care Units. Ann Am Thorac Soc, 13：724-730, 2016

2 ）Parry SM, et al：Factors influencing physical activity and rehabilitation in survivors of critical illness: a systematic review of quantitative and qualitative studies. Intensive Care Med, 43：531-542, 2017

3 ）Parry SM, et al：What factors affect implementation of early rehabilitation into intensive care unit practice? A qualitative study with clinicians. J Crit Care, 38：137-143, 2017

4 ）Liu K, et al：The safety of a novel early mobilization protocol conducted by ICU physicians: a prospective observational study. J Intensive Care, 6：10, 2018

第2章　早期離床の実践

4 実践編③実際にやってみよう
～そして成功症例は共有する

1 前橋早期離床プロトコールに基づく評価と離床
～実際の症例をもとに

Dr.劉 : さぁ！ そろそろ本番がやってきました．Educate（教育）の次は Execute（実行）だ．ここまでは集めて，調べて，生み出したものを いろいろ頭のなかでシミュレーションしてきた．次のステップは，実 際にどうやって患者を動かしていくのかを，患者の状態に合わせて みて"やって"みよう！

研修医 : 待ってましたー！ 早くやりましょう！

Dr.小倉 : お手並み拝見だ！ 研修医くん！かっこいいとこ，見せてやれ！

1) 症例 〜前橋早期離床プロトコールに沿って

症例

73歳，女性．市中肺炎の敗血症性ショックで救急外来から一昨日 ICU に入室．抗 菌薬が奏功し，循環と呼吸は安定してきた．人工呼吸管理中で，FIO_2 0.5, PEEP 8 cmH_2O，ノルアドレナリン0.1 γ を中心静脈ルートから使用中．

Dr.劉 : という状況だ．ちなみに入室時にすでに担当医からリハビリテーショ ンオーダーが出ているよ．では担当医になったつもりで研修医くん に離床のスケジューリングをお願いしようかな．

研修医 : はい！ 任せてください．ではまずは前橋早期離床アルゴリズムを使っ て離床レベルを決めます！

Dr.劉 : そうだね．ではアルゴリズムだと何をまず評価していたかな？

研修医 : 呼吸です．この患者は人工呼吸器管理の状況ですが，FIO_2 や PEEP を見る感じでは呼吸は大丈夫そうです．

4　実践編③実際にやってみよう　93

Dr. 劉 ：そうだね，条件にも合っているし呼吸の項目はクリアできそうだね．でももしFIO_2が0.7だったらどうする？

研修医 ：条件には当てはまらないので離床レベルは1になりますでしょうか？

Dr. 劉 ：このアルゴリズムで少し特徴的なところは『医師の判断でOK』『医師の判断でNo』という項目があるところだ．つまりFIO_2が0.7でも患者の状態が落ち着いていれば離床は医師の指示のもとOKになる．逆にFIO_2が0.5でも，呼吸回数が40回/分ですごい努力呼吸をしていたら，それ以上は先に進めないような印象があるよね．だからそのつど判断して離床はNoという選択肢もある．そこは少し覚えておいてね．

看護師 ：確かにFIO_2が0.6より高い患者でも状態が落ち着いている人はいますもんね．離床ができる機会はなるべく奪わないようにという工夫ですね．

Dr. 劉 ：そのとおり．FIO_2 0.6やPEEP 10は多くの基準で用いられている有用な値だけど，それに加えて医師のOKっていうアドバンスなお墨付きがあればみんな安心でしょ？

Dr. 小倉 ：FIO_2やPaO_2などの数字にとらわれることなく，医師が自分の目で患者を評価し，離床をOKとジャッジすることで，積極的な離床につながってゆくんだねぇ．関心，関心．

看護師 ：確かにそう思います．先生のジャッジは心強いです！

研修医 ：補足ありがとうございます．じゃあ次ですが，循環の項目ですね．ちなみに聞きたいんですけど，不整脈や急性心筋梗塞の治療中ということはありませんよね？

Dr. 劉 ：お，えらい！忘れないかチェックするためにあえて情報は入れなかったんだけどしっかり聞けたね．そういった兆候はないようだよ．でも，例えば敗血症の患者は心房細動を合併することが多いから，離床トレーニング中は心房細動の発生や血圧変動に注意が必要という情報を共有してもよいかもね．

研修医 ：はい，そのようにします．ノルアドレナリンを使用しているようですが，量は0.2γを超えていないようですし，ここもクリアでよいですか？

Dr. 劉 ：そのとおり！この循環の項目もクリアだね．ここにも『医師の判断

で OK』という項目があるように症例ごとに患者の状態をしっかり把握したうえで進もうね．

研修医：はい！ 次は意識ですが…．この **RASS** って何ですか？？

看護師：RASS はね Richmond Agitation-Sedation Scale の略で患者さんの意識を評価する項目ですよ（**付録−資料1**）[1]．この患者さんは目がしっかりあけられてアイコンタクトが10秒以上とれるから RASS−1ってとこね．

研修医：すごいですね．一瞬で評価できるんですね．

Dr.劉：看護師さんたちは毎日 RASS をチェックしているからね．その道のプロ！ 研修医くんもぜひ，RASS を学んでね．

研修医：はーい！ よし，それじゃ RASS−1ということは意識も大丈夫そうですね．

Dr.劉：そうだね．もしここで RASS−3だったら，鎮静薬を減らして少し様子を見てみよう，この離床の時間までには RASS−1になるように鎮静薬を減らすなどの対応ができるね．

研修医：なるほど．今回は RASS が−1でよかったです．ちなみに患者さんは手や足はどれぐらい動かせますか？？ まだ ICU 入室して2日ですもんね，足もしっかり動かせ…ますよね？？

Dr.劉：この患者さんは手は何とか肩ぐらいまでもち上がるようだけど，足はぜんぜん上がらないみたいだよ．

研修医：たった2日でもうそんなになってしまうんですね…恐ろしい．

看護師：ほんと，まずいですね．

Dr.小倉：健常でも，ご年配の方の寝たきりは，3日で完成してしまうかなぁ．

Dr.劉：じゃあこの患者さんの適切な離床レベルは？

研修医：Level 3の端座位ですね！

Dr.劉：そうだね．僕がこのアルゴリズムをやっても今日は Level 3の端座位を選んだと思うよ．しっかりできたね！

研修医：ありがとうございます！ そうしたらこの情報を看護師さんと共有ですよね．看護師さん！ 今日は Level 3の端座位を行います！

看護師：はい，わかりました．何時ぐらいに設定しますか？

研修医：うーん，14時ぐらいでどうでしょうか？

4 実践編⑤実際にやってみよう 95

第**2**章 早期離床の実践

看護師 ：了解です．担当の理学療法士にも伝えておきますね．

研修医 ：ありがとうございます．よろしくお願いいたします．こんな感じでしょうか？

2) 一段上の離床をめざして ～先を見据えたリスクの評価と共有

Dr.劉 ：いいじゃないか！ 離床のレベルと時間を設定して看護師，理学療法士へと伝わったね．でも，もう一歩この離床をよりよいものに進めるために，患者の病態や状況，そして離床の際にリスクが高そうな医療デバイスなどの情報共有を看護師としたらどうだろうか？

看護師 ：それすごく助かります！ 実際に離床するときの参考になるし，今日1日の看護もその情報をもとにできるかもしれません．いつも申し送りで患者の状態を聞くんですが，朝患者さんの前にくると，やっぱり悪化しているときもあって，結構不安になるんです．でも医師からそういった情報も聞けると，看護の際にそういったことに気をつけようと思えますし．

Dr.劉 ：多職種でコミュニケーションがとれているICUの離床はきっとさらによいもののはずだ．離床は質改善運動だからね．この運動を通して僕らの日常診療の質も改善できるはずさ！

研修医 ：では，「患者は敗血症性ショックの3日目で，抗菌薬で改善傾向．人工呼吸器やカテコラミン，中心静脈ルートを使用していますが，それらに注意して離床頑張りましょう」と伝えるとよいでしょうか？

Dr.劉 ：それでもいいよ．その説明に加えるなら，人工呼吸器のチューブが抜けないように固定やカフ圧などの確認や，本当に抜けてしまったときのためにいつでも挿管できるような挿管セットを横に置いておくとか，患者の不整脈とか血圧変動の際に輸液を行えるようなラインの確保や，薬剤を傍に置いておくなど，起こりえることを見据えて予防策がとれるとベストだね．

研修医 ：なるほど．先を見据えて…ですね！ 頑張ります！

Dr.劉 ：前橋赤十字病院では人工呼吸器患者の離床の際はすぐに挿管できるように，緊急挿管セットを横に置いておくよ．リスク管理，安全管理の一端だね．この後指定時間に，医師，看護師，理学療法士の3名が基本チームで集まって離床を行うことになる．もちろん，事前に

時間調整しているから周りで手のあいた看護師にヘルプをお願いしても構わないよね．人が多いに越したことはないから．スケジュールを立てることで周りも臨機応変に対応できるシステムにできればきっとICU全体の質改善につながるね．

3) 離床中の注意点 ～こんなサインにはご注意を！

研修医 ：離床中，僕は何をすればよいでしょうか？

Dr. 小倉 ：自分で考えろ!!

Dr. 劉 ：こらこら．昭和か（笑）！

Dr. 小倉 ：あ，今，令和？

Dr. 劉 ：はい，一応．

研修医 ：勘弁してください（笑）．

Dr. 劉 ：医師の役割として，主には血圧や心電図，SpO_2や人工呼吸器の条件などから今の患者さんの呼吸状態と循環状態を評価して，この離床が危険なものにならないようにブレーキをかける必要がある．例えば起き上がってずっと40回以上呼吸していたら患者さん，しんどいでしょ．起立性低血圧なんてのを起こす患者も決して少なくないから，その状況を俯瞰する人が1人必要だと思う．前橋赤十字病院ではそれを医師にお願いしたんだ．

看護師 ：医師が積極的でなかったり，医師がいない施設ではどうすればいいですか？

Dr. 劉 ：そういうときは，経験値の高い看護師や理学療法士にその管理のお役目をお願いするのがよいと思う．でも漠然と観察するよりも，しっかりやめる基準というのをつくっておくと，そういった"経験値"が高いスタッフがいなくても，つまり若手でも離床が滞らないようにできるよ．「この基準にひっかかったらちょっと休もう」のように．「休んでも治らなかったら，今日はやめとこう」という感じにね．前橋赤十字病院では次のように，離床トレーニングをやめる基準を使用していたよ（**表2**）．

看護師 ：なるほど．やめる基準っていうのがはっきりしていると，必ずしも医師がいなくてもストップがしっかりかけられそうですね．

Dr. 劉 ：前橋赤十字病院では専従の医師がICUにいたからね．その医師をリー

4　実践編③実際にやってみよう　　97

表2 注意すべき離床中の有害事象

有害事象
バイタルサイン・モニターのチェック
症状を伴った平均血圧の低下：起立性低血圧 （MAP＜55 mmHg，めまい，意識消失など）
血圧 ： 収縮期血圧≧180 mmHg が3分以上持続
脈拍 ： ≦50回/分 ≧130回/分が3分以上持続
呼吸数 ： ≦5回/分 ≧40回/分 が3分以上持続
SpO$_2$ ： ≦88% が3分以上持続
心電図 ： 新しい不整脈の出現
患者の状態観察
顕著な人工呼吸器との非同調
患者の極度の疲労の訴え
心筋梗塞を疑う症状の出現
転倒
挿管チューブや栄養チューブなどの事故抜去
前橋赤十字病院の統計上，多い有害事象
1位：起立性低血圧（めまい）
2位：極度の疲労
3位：疼痛

ダーの役にして，かつ，マンパワーとしても使っちゃえって（笑）．そんな感じで軽やかに医師を導入したんだけど（みなさん，フットワーク軽すぎ！），医師がいない施設では，それができませんってことではなく，しっかりとこういった基準をつくってやっていけばよいと思うんだ．

看護師 ：なんか，できそうな気がしてきました！

研修医 ：この基準は何をもとに考えたんですか？

Dr. 劉 ：いろんな論文で使用されている中止基準や報告が多い有害事象を参考に作成したんだ[2]．循環変動や呼吸の悪化が報告としては一番頻度が多いかな．でもそれだけではイメージがわかない人もいると思う．

98　　ICUから始める離床の基本

簡単にイメージすると，マラソンとかバスケットとか酸素需要がいかにも増えそうな運動をした後を考えてみるとよい．呼吸は荒くなるし，脈は速くなるよね，それにしんどくなるし，もうだめって気を失って倒れたり嘔吐する人もいるかもしれないよね．そうならないようにブレーキをかける中止基準というイメージかな．

4）患者の未来を考える，それが離床のリーダー

研修医 ：先生．この基準をみながらやると，もしも，何かあったときはベッドで横になったり腰かけたりして，それでも改善がなかったら，その日の離床は終わりにするということですね？ もし今日の離床が途中で終わったら，明日はまた朝に同じように評価して，条件を満たせばまた端座位をとってもいいんですか？

Dr.劉 ：もちろん！ 患者の状態は刻一刻と変化していくからね．昨日できなかったことも今日はできるかもしれない．だから毎朝評価をくり返して，今日できる最大限をめざすべきだと思うよ．患者さんや家族も昨日できないことが今日できたら大きな励みになると思うし．前橋赤十字病院ではたまたま専従の医師がいたからプロトコールのように医師にリーダー的な役割をお願いしたけど，このプロトコールはすごく簡単につくってあるから，医師でなくても誰でもできる．離床を進めることで大事なことは，**離床するという姿勢を医療スタッフと患者さんとしっかり共有すること**，決して離床の流れを途切れさせないことだ．1日さぼるだけでとり戻すのに何日かかるかわからないしね．今目の前の患者さんを一番よくしたいって思っている人，それが離床のリーダーさ．

---

point

- 前橋早期離床プロトコールを復習しよう
- リハビリテーション自動オーダー，アルゴリズムによる適切な評価と離床内容の決定，情報共有とリスク共有，離床時のやめる基準の設定などが盛り込まれている

4　実践編③実際にやってみよう　99

2 成功例の共有は早期離床を飛躍的に推進する
～人工呼吸器の症例とV–V ECMOの症例

Dr.劉 ： 前橋早期離床プロトコールは医師でなくても，看護師でも理学療法士でも使えるようにわかりやすく，簡潔にしてあるんだけど，それでも最初は慣れないし，上手くいかないことが多いと思う．でもそんな新しく始めたシステムとかプロトコールの浸透が，一気に進むことがある．どういうときだかわかる？

研修医 ： みんなが100％プロトコールを理解できたときでしょうか？

Dr.劉 ： たしかにそれも重要．だけど，100％の理解はかなり難しいんじゃないかな．誰でも上達度は違うし，理解度も違う．僕もスタッフからの指摘で気づくことも多いしね．そういった凸凹した修練度の違うスタッフたちの足並みをそろえるところに離床を進める，離床を一番考えているワーキンググループの存在意義があるんだから．

看護師 ： だとすると，例えば患者がよくなったときでしょうか？？

Dr.劉 ： そう！ そのとおり！ もう少し言うと，成功体験，患者がよくなった体験をスタッフのみんなで共有できたときだ．

研修医 ： 成功体験の共有ですか？ 大会優勝のよろこびをみんなで分かち合う的な!?

Dr.劉 ： そんな感じ！ この前橋赤十字病院でも早期離床を進めるにあたって成功体験と言える症例がいくつかあったんだ．それを機にICUスタッフの離床に対する考えはかなり前向きになった，何より離床した方が絶対よくなるという印象をみんなで共有することができた．

研修医 ： どんな症例だったんですか？

1) 成功症例その1 ～重症呼吸不全と人工呼吸器

Dr.劉 ： まず1例目は重症呼吸不全の人工呼吸器患者だ．まだ前橋早期離床プロトコールが完成していない，試作段階のとき，そして看護師や理学療法士を含めたICUスタッフにちょうど教育をしている期間にその患者さんはやってきたんだ．Pronovostの"バリアを知ろう"で実際やってみるところがあったと思うけど，まさにこの症例はそれ．試作段階のプロトコールが実臨床でどう動くのか，どんなところが不

具合なのかというのを知ることができた．それに加えてスタッフの
みんなにこれから本格的に取り組むことになる離床のよい印象を与
えることができたから，時期もよくて一石二鳥だったんだ．

患者は69歳の男性，地域の市中病院で市中肺炎という病名で入院し
たんだけど，みるみる悪くなって，NPPVでの管理では体の酸素化を
保つことができなくなり人工呼吸器管理となったんだ．高いPEEPを
かけても，高濃度の酸素を使用しても酸素化の改善はできず，P/Fが
100を切り，いわゆる重症ARDS（Acute Respiratory Distress Syn-
drome：重症急性呼吸不全）になってしまった．そこで前橋赤十字
病院に転院の依頼がきた．

研修医 ： なんだかかなり重症そうですね…．すいません，P/Fってなんですか??

Dr. 劉 ： P/Fはね，PはPaO$_2$のことで，血液ガスで測定できる動脈血酸素分
圧のこと．FIO$_2$は人工呼吸器から患者に与える酸素濃度のことだよ．
患者の状態が悪くなり体の酸素化が悪くなる，つまりPaO$_2$が下がる
とP/Fは下がるし，より高い酸素を患者が必要としてFIO$_2$を上げて
もP/Fは下がるんだ．つまり患者の呼吸状態の指標になる数字かな．
肺にダメージを受けて酸素の取りこみが上手くできなくなった状態
が重症呼吸不全ARDSでその重症度分類にBerlin Definitionという
定義を使っているんだ．P/Fはその定義の項目の1つで，簡単にいう
と200から300が軽症，100から200が中等症で，100より下が重
症ということだね[3]．

研修医 ： そういう定義があるんですね．勉強します．この患者さんはP/Fはど
うだったんですか？

Dr. 劉 ： この患者さんは発症から2日経って，このままでは助からないかもし
れないということで当院に紹介があった．前橋赤十字病院はECMO
という人工心肺装置を積極的に使用している病院だったから，ぜひ
ECMOを含めた治療してほしいという依頼だったんだ．それで患者
をドクターヘリで移送したんだけど来てみたらびっくり，そのとき
すでにP/Fは70だった！

研修医 ： つまり，ヤバいってことですね！

看護師 ： 私も何人も呼吸不全の患者さんを診ていますが，最初からP/Fが70
というと，この後の治療も長くなるような…ちょっと厳しい印象を
受けます．

4　実践編③実際にやってみよう　　101

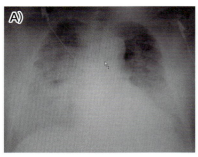 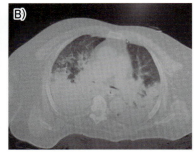

図7 肺障害像　症例その1

Dr. 小倉：俺もぶっちゃけ，ECMOスタンバイだったね，そのとき．

Dr. 劉：先生，ギラギラしてましたもんね（笑）．でも，僕も情報だけ聞いた段階では，そういう印象をもった．このとき僕は，ICUの担当医として患者を救急外来からICUまで連れて行った．肺炎という情報だったけど，前医では抗菌薬がすでに投与されていて，痰の中には見えるような細菌はいなくてね，抗菌薬は効いていそうだからそれを継続しつつ…，さぁ，追加の治療はどうしようかってICUでみんなで話していたんだ．

研修医：抗菌薬の他に治療…．うーん，思いつかないです．

Dr. 劉：ここでX線とCTを見てみよう（図7）．

看護師：うわ．真っ白！ぜんぶ病変なんですか？

研修医：うわー．大変そうだ…．

Dr. 劉：そうだね．でもね，僕がこのCTを見たときまず思ったことは，"大部分が背側肺の無気肺だなぁ"ということだった．それに患者さんはBMIが40の少し大きめな方で，もしかして肥満のために胸郭コンプライアンスが高くて，そのせいで背側肺がつぶれているだけなんじゃないか…．そう推測したんだ．

研修医：確かに．言われてみればそうかもしれません…．

Dr. 劉：それじゃ，どうしよっか？

Dr. 小倉：俺，腹臥位をサジェストした記憶があるな．

Dr. 劉：腹臥位療法．重症呼吸不全の治療の選択肢として，腹臥位療法は推奨されていますね[4]．でも，ここで僕は考えたんです．腹臥位をとる

と褥瘡などの有害事象の方が増えるかもしれない，腹臥位をとるためには，よくなるまで数日間ほど深い鎮静を余儀なくされる．この人，寝たきりになってしまうのでは…．それは当時社会復帰というのを目標にしていた自分にとって，絶対に避けたい経過だった．

Dr. 小倉 ： そこでECMOっていう選択肢が出てくるんだけど…．

看護師 ： でも，いきなりECMOですか?? 以前に先生の重症呼吸不全の講義では48時間は粘ってみてもよい…みたいなこと言ってませんでしたっけ?!

Dr. 小倉 ： お！ よく覚えているね．

看護師 ： でも，その"48時間は粘る"っているのも，何で粘るのか？ですよね．確かに腹臥位療法は鎮静をしないと姿勢の維持が難しいですし，患者さんは苦しいですし…．

2) 腹臥位でもECMOでもなく離床！

Dr. 劉 ： そこで，僕は考えた．離床で粘ろうって！ もしこの患者が人工呼吸器をつけて歩くことができたら，背側の無気肺もよくなるし，機能障害も防げるし，一石二鳥なんじゃないかってね．ちょうど次の日は前医に入院してから3日目だし，人工呼吸管理されて24時間．ここが勝負時!! そう思った．

研修医 ： えー，そんな選択肢，僕には思い浮かばないです．

Dr. 劉 ： 当時，僕はまだかなりの若手だったからね，しっかりリーダーの許可をとって〔小倉さんね（笑）〕．試作段階であった前橋赤十字病院のプロトコールにそって担当看護師や担当理学療法士と相談して，歩行までチャレンジしようってなったんだ．そして，こうなった（図8）！

研修医 ： これ！ 歩いてますね！

看護師 ： みんな楽しそうですね！

Dr. 劉 ： そうなんだ，不謹慎と言う人もいるかもしれないけど，人工呼吸器をつけて歩くのは楽しかったんだ．患者さんの目元も笑顔だったし，スタッフもみんな笑顔だった．そして何より人工呼吸器をつけていても歩けるという経験，それが楽しいことだっていう経験をICU全体で共有することができたんだ．

看護師 ： これは，確かにICUにとって革命的な一歩になりそうですね．衝撃

4 実践編③実際にやってみよう 103

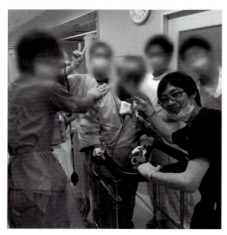

図8　人工呼吸器をつけて歩行

　　　　　です．このニコニコしたスタッフの顔も，患者さんの表情も！
Dr. 劉　：これが，うちのICUで人工呼吸器をつけて歩いた第1症例となった．
　　　　　でも驚くのはまだ早い．何と！　この患者は歩いた直後から一気に体
　　　　　の酸素化能，つまりP/Fが急激によくなって翌日抜管できたんだ!!
研修医　：え!?　人工呼吸器を離脱したってことですか!?
Dr. 小倉：そう．たまげたよ，ほんと．
Dr. 劉　：P/F 70でECMOかもしれないって運ばれてきた患者が，翌日には歩
　　　　　いて，翌々日には抜管できた．ICUに衝撃が走ったのは想像に難く
　　　　　ないと思う．もうね，このころからみんなの意識は早期離床ってす
　　　　　ごい，早期離床しましょう！という方向に向くようになったんだ．こ
　　　　　うして僕と離床ワーキンググループが進める"早期離床"は，追い風
　　　　　に乗ってどんどんと躍進してゆくんだ．
研修医　：すごい，自分も早くやってみたいです！
Dr. 劉　：ありがとう．この症例をきっかけに，前橋赤十字病院ではよい形で
　　　　　早期離床プロトコールの導入ができたように思うよ．

3) 成功症例その2 ～重症呼吸不全とECMO

Dr. 劉 ： それからしばらく後，まだ前橋早期離床プロトコールを導入して間もないとき，もう1つの成功症例と言ってよい重症患者の早期離床に取り組んだ．人工心肺装置，ECMOをつけた患者の歩行訓練だ．

看護師 ： え，ECMOって…その状態でも歩けるんですか？ あれっていわゆる生命維持装置ですよね？ それでも歩くことができるんですか？

Dr. 劉 ： もちろん！ 世界を見ればECMOをつけた離床というのは積極的にやられているよ[5]．

研修医 ： そうなんですね…．ぜんぜん知らなかったです．

Dr. 劉 ： 患者は61歳男性．温泉旅行で草津温泉に来て，飲酒後に温泉で溺水してしまい近医に搬送されたんだ．すぐに気管挿管されて人工呼吸器管理となったんだけどやっぱり酸素化能の改善はいまいちで当院にECMO目的の紹介で来たんだ．来院時はP/Fが80だったよ．

研修医 ： 重症ですね…．前に聞いたんですけど，溺水はいわゆる化学性肺炎がメインで，市中肺炎とかの細菌性肺炎より予後が悪いこともあるんですよね．

Dr. 劉 ： お，よく勉強しているね．特に群馬の名湯，草津温泉はその泉質がpH2と強酸性で知られる名湯中の名湯だ！

Dr. 小倉 ： 気持ちぃぞ！

Dr. 劉 ： 僕が前橋日赤に赴任することになったときも，小倉さんと2人で温泉に行った（笑）．なんたって草津温泉は全国の人気温泉地ランキングでは毎回1，2位を争う名湯だからね．でも，お湯が熱いからね，お酒飲んだりして，のぼせた状態で入ると起立性低血圧などを起こす高齢のかたが結構いるわけ．

研修医 ： そ，そ，それは知りませんでした．小倉先生と2人で…．

Dr. 小倉 ： もちろん，その後は想像にお任せします．

Dr. 劉 ： そこかい！…って，変なこと言わないでください!!

看護師 ： …．私，帰っていいですか？

Dr. 小倉 ： むふふ（笑）．

Dr. 劉 ： はい，注目！（むふふ，じゃねーよ．苦笑）それで！ 患者は!! P/F 80の重症呼吸不全でやってきた強酸性温泉による化学性肺炎と判断

4　実践編③実際にやってみよう　　105

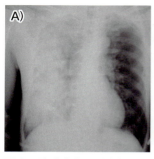 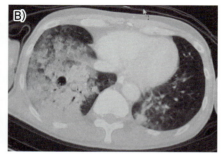

図9 肺障害像 症例その2

しました（汗）．そのときの胸部X線と胸部CTの画像がこれ，ね（図9）．はい，ちゃんとこっち見て（汗）．

研修医：…先生．右肺が真っ白です…．

Dr. 小倉：あかんヤツですね…．

4）待つか，攻めるか，分かれ道

Dr. 劉：見てわかるとおり右肺全体がかなり損傷を受けている．化学性肺炎は数日は悪化する可能性もあるから，これ以上悪くなると救命できないと判断してECMOを導入することにしたんだ．
その後何とかもちこたえて酸素化はじわじわ改善したんだけど，P/Fはやはり150程度までしか改善しなくてね．ECMOを離脱するまであと一歩って一押しが必要な状態だった．そこで，第5病日になっても酸素化がこれ以上改善しない状況を見て，僕が提案したんだ，「歩かせてみてはどうでしょうか？」って．酸素化が改善するかはわかりませんが，少なくともこれ以上待つと機能回復が望めなくなるし，幸い患者はしっかり意識がある状態だった．これ以上意識があるのにただベッドで横たわって待つというのは，廃用していくのをただ見ているようで耐えられなかったんだ．

看護師：これは，すごい闘いになりそうですね．

Dr. 劉：本当にそう思うよ．でも，僕らのICUは1症例目の人工呼吸器患者のような経験をしていたから，「絶対無理！」という反応ではなくて，「むしろやってみよう！」とか「どうやったら上手くできるかなぁ」という形でみんなが考えるようになったんだ．

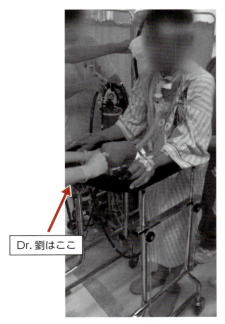

Dr. 劉はここ

図10 ECMOをつけて歩行

研修医　：ICU全体が1つの方向に向いていたんですね．
Dr.劉　：そう！ それこそが質改善運動の本質だと思ったよ！ ICU全体でよりよいものを生み出そうとしていたからね．そうして，結果がこれだ（図10）！
研修医　：うぁおー!!! 歩いてるー!!
看護師　：すごい…．感動しました．
Dr.小倉　：ちなみに，写真とってるの，俺ね．
Dr.劉　：（いちいち，うるせーな 笑）．ECMOはICUで診る最も重症患者ってイメージがあるから，ECMOをつけて歩行できるという素晴らしい経験をICUで共有することができたことで，ECMOでできるんだったら歩行できない患者はいないんじゃない？って言う看護師さんもいたよ．
看護師　：確かにそう思えてきました！
研修医　：患者さんはその後どうなりましたか？？

4　実践編③実際にやってみよう　　107

Dr. 劉 ： もちろん！ Full Survive!! この歩行後に，今まで定常状態だった酸素化が改善し始めてね，翌日にP/Fが一気に300程度まで改善したんだ．そして何と歩行した翌日にECMOから離脱することができた．

Dr. 小倉： 確か，この患者さんは，歩いてICUから退室したね．

Dr. 劉 ： そうでしたね，自分でも衝撃でした．

研修医 ： こんな症例，自分も経験してみたいです．世界観が変わりそうですねぇ．

看護師 ： 私もそんな気がします．

Dr. 劉 ： 2人ともありがとう．共感してくれて，うれしいよ．もちろん，なんでも離床させればよいってもんじゃない．骨盤骨折とか，安静度の制限がある患者もたくさんいると思う．でも，そのときにできるベストをめざすというスタッフ一丸となった姿勢が，患者さんの社会復帰にそのままつながると思う．離床は社会復帰のためのエクササイズ！ そのために適切な患者の評価と離床強度を設定できる前橋早期離床プロトコールをぜひ活用してほしい．

point

- 成功症例の経験を共有するとICU全体を1つの方向へ導くことができる
- 絶対無理！と言わずそのときにできるベストをめざそう．社会復帰のために

参考文献

1) Sessler CN, et al：The Richmond Agitation-Sedation Scale: validity and reliability in adult intensive care unit patients. Am J Respir Crit Care Med, 166：1338-1344, 2002

2) Nydahl P, et al：Safety of Patient Mobilization and Rehabilitation in the Intensive Care Unit. Systematic Review with Meta-Analysis. Ann Am Thorac Soc, 14：766-777, 2017

3) ARDS Definition Task Force.：Acute respiratory distress syndrome: the Berlin Definition. JAMA, 307：2526-2533, 2012

4) Guérin C, et al：Prone positioning in severe acute respiratory distress syndrome. N Engl J Med, 368：2159-2168, 2013

5) Wells CL, et al：Safety and Feasibility of Early Physical Therapy for Patients on Extracorporeal Membrane Oxygenator: University of Maryland Medical Center Experience. Crit Care Med, 46：53-59, 2018

第2章 早期離床の実践

5 実践編④評価し，さらなる向上につなげる

〜常に流動性のあるフィードバックシステムを

1 データ採取と成果の共有

Dr.劉 ： さて，いよいよ最終局面だ．次はなんだっけ？

研修医 ： Evaluate（評価）です！

Dr.劉 ： そう，そのとおり！次は評価だ．この過程はこの質改善運動を効果的なものとして，そして持続可能な流動的なシステムとして確立するために，とても大切な工程なんだよ．今まで集めて，調べて，生み出して，やってみたものが本当によかったのか，メンバーや離床にかかわるスタッフの "声を聴く" 大事なステップだ．まずはどんなことから始めればよいかな？

看護師 ： 一番最初の方でデータをとるっていうのを飛ばしていたと思うので，データをとることでしょうか？？

Dr.小倉 ： よく覚えているねー．

看護師 ： だって，書物の世界ですから（笑）．

Dr.劉 ： こらこら（笑）．いずれにしても，次のステップは「データをとる」だね．データをとるというと何か大変なことをするように感じる人もいるけど，データって一言で言っても，いっぱいある．Pronovostらはそのデータを2種類に分けていたね？

研修医 ： プロセスのデータとアウトカムのデータ!!

Dr.劉 ： そう！

Dr.小倉 ： よく覚えているねー．

研修医 ： だって，書物＊○▲■☆…!!

Dr.劉 ： （もう，いいよ！笑笑）

1) プロセスデータとアウトカムデータ

Dr.劉 ： 離床促進キャンペーンでICUの離床がどう変わったかがプロセスデータで，患者がよくなったかどうかがアウトカムデータというのはよいね．例えば，この質改善運動を始めた前と後で比べると「端座位をとれる患者が30％から70％になりました」とか，「ICUに入室してから端座位をとれるまでの時間が5日から2日になりました」というのはプロセスのデータだね．一方で，「ICUの入室期間が平均7日だったのが5日ぐらいに減りました」とか「人工呼吸器をつけている時間が5日から4日に減りました」というのがアウトカムのデータだよ．

看護師 ： なるほど，離床と患者のデータを分けた方がわかりやすいですね．でも先生があげたのは例ですよね？ 実際はこんなにも改善するものですか？

Dr.劉 ： よい質問だね．前橋赤十字病院では，プロセスデータにもアウトカムデータにも非常に大きな変化があった．さっきあげた数字は，実際の前橋赤十字病院ICUのデータなんだ！[1]．

看護師 ： えー．すごいですね！ こんなにも患者がよくなるなんて．しかも端座位とれる患者も30％から70％に増えちゃったし，あの"2〜3日以内の離床開始"という推奨も達成しちゃったんですね！

2) データは隠さず，みんなで共有

Dr.劉 ： そうなんだ！ すごいでしょ！ 看護師さんたちが感動してくれると自分もうれしいな．本当に，離床キャンペーンをやってよかったと思う．ここで大事なことは，データは自分で抱えないこと．そしてチームで，離床にかかわるスタッフで，そしてICU全体で共有することだ．その離床を担当したメンバーだけでなくスタッフ全員が何を得られたのか"生の声を聴く"ことが大事なんだ．今，僕と看護師さんは，このよくなったというデータを通して非常に強い連帯感が生まれた．これからも続けようとかもっとやってやろうとかそういうふうに思ってくれたかもしれない．それをチームやICU全体で共有できると，きっとこの質改善運動を持続させるための原動力になると思うんだ．

研修医 ： 先生！ 僕も忘れないでください！ 僕も感動したんですから．

Dr. 劉 ：ごめんごめん（笑）．研修医のみんなとも，共有だ！

Dr. 小倉：主治医各科の先生も，きっとデータに注目するんじゃないか？ その数字を見たら，自分の患者もよくしてほしいと思うんじゃないかな？

Dr. 劉 ：小倉さん，That's Right!! 他科の先生ともこの結果が共有できると，もっと離床の輪は広がる可能性があるし，病院全体に仲間も増えるかもしれない．

看護師 ：そしたら病院全体で離床を頑張ろうってなりますね！ 最高!!

Dr. 小倉：それはすごく楽しみな光景だねー．実際，主治医の先生はおそらくICUでのリハに参加できるほど時間的に余裕がない．けど，OPEが終わってICUに顔を出したとき，自分の患者が気管チューブ咥えて歩いてる!!ってなったら，マヂ，とんでもびっくりおったまげーなんじゃない!? 飛び跳ねて喜ぶよ．人工呼吸器を離脱したら，ICUから歩いて退院？って思うもん（笑）．

看護師 ：むしろ，主治医の先生をびっくりさせてあげたい！ 患者さん，頑張ってるんだよーって！

研修医 ：先生．そのデータなんですが，データは先生があげてくれたようなものがよいんですか？ 他には？

3) データはシンプルに，採取はみんなで分担しよう

Dr. 劉 ：鋭い！ ここで2つめの重要なことだけど，データは必ずとりやすいものでなければいけないよ．例えばICUの入室期間とか，今週は何人端座位ができたとか，端座位ができた人の割合はこうでしたとか，最初は簡単なものがよいと思う．たまに，血液ガスや，血液検査，人工呼吸器の設定などそういうデータまで集めようとする人がいるんだけど，そこまで手を出し始めたらきりがないし業務が膨大になってしまう．そもそも，そのような細かいデータをとったところで，その結果が患者や病院にどれくらいインパクトがあるのかわからない．データを見たみんなが直感的によい！ 悪い！って判断できるようなシンプルで簡単なものでないと，データの共有をしても意味ないでしょ．すぐとれて，わかりやすくて，簡単でシンプルなデータ採取を始めるのが大切だ！

Dr. 小倉：確かに．看護師さんや研修医，各科主治医の先生に，「APRV設定の

5 実践編④評価し，さらなる向上につなげる　111

P–High が平均で 28 から 26 mmHg に下がり，統計学的有意差が p ＝ 0.048 でした」なんて言っても，ちぇんちぇん伝らないよね．

看護師　：ちぇーんちぇん伝わりません（笑）．

Dr. 劉　：ですね．Simple is best．そしてできればデータをとるのは分担してやった方がよいな．1 人で 50 個の項目を集めるよりも 10 人が集まって，1 人 5 個データを集めるだけの方がうんと効率はよいしね．

研修医　：確かに 1 人ではキツイです…．簡単なものからですね．僕だったらどうしよう…人工呼吸器の日数とか調べてみようかな！

看護師　：じゃあ私は端座位に比べて何人ぐらいの人が歩行までできているかを調べてみようと思います．

Dr. 劉　：そう！ そうやって 1 人ひとり役割をもって，いろんなことを調べて共有するとデータは増えて多くのことがわかるし，何よりきっと楽しいはずだよ．前橋赤十字病院ではやってなかったんだけど，例えば掲示板みたいなものをつくってもおもしろいと思うんだ．例えば，今月の離床率 50 ％！ 前月より－ 10 ％！ とかさ．なんかゲームじゃないけど，「やべ！ 今月は気を引き締めて頑張るぞー！」とか思ったりしないかな？ それに月間 MVP 離床賞なんてつくってもおもしろいよね．一番離床にかかわったスタッフ！ みたいにね

研修医　：確かにおもしろいですね．俺，それめざします（笑）！

看護師　：掲示板っていうのも，一目見て誰でもわかりますし，よいかもしれないですね．

Dr. 劉　：もっともっと情報の共有のしかたはおもしろくできるはずだから，みんなも一緒に考えてみようね．

---

point

- データは，ICU の離床がよくなったかというプロセスのデータと，患者がよくなったかというアウトカムのデータがある
- データは自分だけでなく，離床にかかわるすべての人で共有しよう
- データは簡単なとれるものから始めてみよう

2 定期的に問題点の抽出と対策を

研修医 ：でも，先生．この質改善運動もやっぱりよい結果ばかりではないと思うんですが…悪い結果が得られてしまったときはどうすればよいですか？

Dr.劉 ：もちろんよい結果をめざしてあらゆるキャンペーンは始まるんだけど，必ずしも毎回よい結果ばかりが得られる訳ではないよね．よいことばかりだったら，「じゃあそれ以前は一体どんな手抜きをしてたの？」ってちょっと疑わない？ やってみて，実は悪くなったときもあると思うんだ．でも悪くなったときこそ，一番大事なときだ！
今までの集めて，調べて，生み出して，やって，声聴き，という流れの次に"手を加える"を追加してみよう．前橋赤十字病院では2〜4カ月に1回，離床ワーキンググループ全員で集まって定例会議を開いていた．話す内容としては，例えば僕が学会や海外の病院の視察をした後に「こんなことを学びました」「これうちのICUでも使えるんじゃない？」という報告をしたり，現状で集まったデータを紹介して，「ここが改善している」とか，「ここが改善していない」とかを報告したり，あとは看護師や理学療法士からの現場の生の声を聴いて，ここがよくなったと思う，ここがまだ改善の余地があると思う，これからこんなことに取り組んでほしいなどいろんなことを会議で話すよ．

看護師 ：3カ月に1回って少し少ないようにも思えますが…．

Dr.劉 ：そうだね．でもね，看護師も理学療法士も結構ハード業務でしょ？ みんながまとまった時間をとれる日ってそうそう多くないんだよね．それを1カ月ごとにやることになれば疲れちゃう人が結構いると思うんだ．そうするともうやめようかなって思う人もいるかもしれない．離床ワーキンググループは熱意や情熱ある離床を考える人たちの集まりだからね，そのモチベーションを下げるような業務超過はあまりしたくなかったんだ．逆に6カ月に1回とかだとチームとしての一体感が薄まるし，だれてしまうかもしれない．だから，3カ月に1回かな．季節ごとに1回集まる感じだね．

看護師 ：なるほど．そういうふうに考えていたんですね．

第2章 早期離床の実践

5 実践編④評価し，さらなる向上につなげる　113

研修医 ： 確かに研修医って，毎週毎週発表してって言われるんですけど，ぶっちゃけ結構しんどいですしね….

Dr. 劉 ： うーん，それはちょっとやってほしい気がするけど（笑）．それが君の成長するチャンスだから．この定例会議で出た，今後取り組まないといけない・改善しないといけない議題については，その会議でチーム内の担当者を決めてリーダーである自分とその担当者でいろいろ話をつめて，次回の会議までに報告するって形をとったんだ．

看護師 ： なるほど，担当者を決めて，ここでも分担するのですね．

Dr. 劉 ： そうだね．それと，**第2章-2 実践編①人を集めよう**でも言ったけど会議にはなるべくICUの統括者である医師のICU部長や看護師長を交えて話しをすると今後の意思疎通や意思決定が進みやすいと思うから，ぜひ声をかけてみてね．大事なことは，**質改善運動というのは始めたら終わりではなくて，始めた後のメンテナンスを欠かさない**ってことだ．そうでないと，いつの間にか風化してしまう．「そういえばあんなことしてたねー」みたいな．だからちっちゃな赤ちゃんだと思ってみんなで愛情をもって育てることが大事だと思う．この運動がICUにしっかり根付くまで，ICUスタッフみんなの血となり肉となって持続可能なシステムにするまでは何度も修正とか改善が必要だと思う．でも，みんなで分担して協力しあうことで1人の負担は少なからず減るし，ここでも情報の共有ができる．少しでも前に進んでいるってことを共有することでチームの一体感も出る．無駄なんてことは1個もないからね．みんなで少しずつ前に進んでいこう．それがきっと患者さんの社会復帰につながっているはずさ．

Dr. 小倉 ： 劉ちゃん，成長したなー．

> **point**
> ● 質改善運動を持続可能なものにするために，定期的な会議で現状報告・改善点修正点の模索・そして対策を練ることをチーム一丸となってやっていこう

3 段階を追って，よりよい離床をめざす

Dr.劉 ：ここまでが前橋赤十字病院で行ってきた離床の質改善運動だよ．少し参考になったかな？ 集めて，調べて，生み出して，やって，声聴き，手を加える．この流れを意識してみてね．

看護師 ：はい！

研修医 ：すごい参考になりました．

Dr.劉 ：もちろんこのままの形で他の施設で使用できるとは思っていないよ．なぜなら各施機器設で離床のバリアは違うし，ICUの状況も違うしね．でもこの前橋赤十字病院のたどった軌跡のなかにきっと他の施設でも役に立つこと，応用できることがあるはずだ．

研修医 ：自分は成功体験のところが特に印象が強く残っています！

Dr.劉 ：ありがとう．心に残る印象を与えることができてうれしいよ．結構しゃべってきたから，前橋赤十字病院の流れをここで少しわかりやすくまとめてみよう（表3）．
大切なこととして，このプロトコールを上手く運営していくことが目的になってはいけないということをここでしっかり確認しておこう．何回もくり返しで申し訳ないけど，われわれの目標は患者さんの社会復帰だ，元いた生活に戻ることだ．そのための有効な手段を得たにすぎない．見据えるのはもっと先にあることを確認しながら自施設の質改善運動に取り組んでほしい．キーワードは**集めて，調べて，生み出して，やって，声聴き，手を加える**．

5　実践編④評価し，さらなる向上につなげる　115

表3　前橋赤十字病院　質改善運動の流れ

離床質改善運動工程	アドバイス
①エビデンスを"集めて"，"調べて"，"分析して"	1人でやらないで分担しよう スタッフが感じる，なぜ？ どうやって？ 一体やって何がよいの？ に答えられるように
②離床推進ワーキンググループの結成	医師・他科医師・看護師・理学療法士と多職種のチームをつくろう 思いを同じにする情熱あるグループにしよう 作業療法士や言語聴覚士の参加も今後は要検討 ICU部長や看護師長も参加するとなおよし
③自施設特有のバリアを調査	自施設の実際に離床にかかわるスタッフが感じる離床への障壁・バリアを調査しよう
④前橋早期離床プロトコールの作成	自施設のバリアに対応した形のプロトコール作成しよう 誰が見てもわかるようなシンプルで実行しやすいものが好ましい
⑤スタッフの教育をしよう	質改善運動が上手くすすむように現場の理解度をあげよう，スタッフの心に離床の火がともるまで何度も丁寧に熱意をもって説明しよう
⑥実際に"やって"みよう	特に成功したという症例は積極的にみんなで共有しよう
⑦データの採取と共有，みんなの声を聴こう	データは簡単なものから．そしてスタッフ全体でその情報は共有すること よいデータも悪いデータも糧になる
⑧定例会議を開いて"手を加える"	定期的に現状の評価，改善点や修正点の抽出を欠かさないようにしよう ただし開催頻度は無理のない範囲で

参考文献

1）Liu K, et al：A progressive early mobilization program is significantly associated with clinical and economic improvement：A single-center quality comparison study. Crit Care Med, 47, in press.

まとめ

〜ICUで離床の文化を創る〜

　本稿では，最初にPronovostらが編み出したQuality Improvement・質改善運動のやり方を紹介し，次にそれを前橋赤十字病院なりにつくり変えたやり方を紹介してきました．どちらも正解であり，どちらも不正解になりえます．だからこそ，おのおのの施設にあったものをこれらのなかから選びとってほしいと思っています．

　ではなぜ今，病院ごとの質改善運動が必要なのでしょうか．ビッグデータが強いエビデンスとして提示される昨今において，病院単位の情報発信は必ずしも重要視されていないのではないかと感じることがあります．しかしながら，ビッグデータは，今，目の前で死に直面している1人の患者の人生を物語ってはいません．1つ1つの病院がどんな変化を必要としているのかを教えてくれません．質改善運動には患者と病院の変化を促し，よりよい方向に導くポテンシャルがあります．その過程でくり返す自己評価は，自施設に何が足りないのか，そして何を達成できたのかを教えてくれます．

　もし，離床に関する質改善運動が起こした変化がICUに根付き，そして持続性のあるものになって，そしてついにはワーキンググループの指導がなくても離床がどんどん進む流れをICUで生み出すことができれば，それはすなわちICUで離床の文化を創ったといえるでしょう．それはそのまま，患者さんの社会復帰につながる大きな前進となるはずです．日本のICUで離床の文化を創る，患者の社会復帰をめざす．それが今最も求められていることのように感じています．そして質改善運動にはその力があるように思います．前橋赤十字病院から，そして皆様の施設から沸き起こる離床の輪を広げて，広がって重なって，日本のICU全体にいきわたるように，離床の文化をみんなで創っていきましょう．

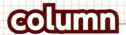

⑤いろいろな離床器具

①人工呼吸器

前橋赤十字病院ではEvita 2 dura/4，Bennett 840を主戦力で使っていました．自身が所属していた終盤にはEvita V300とBennett 980の使用も検討している段階でした．意外と知られていないことではありますが，Bennet（Medtronic）の人工呼吸器は内蔵バッテリーが標準装備されているため，電源プラグを抜いた後も稼働しています．標準搭載であれば少なくとも30分以上は持続します．つまり電源プラグを抜いて，酸素ボンベを横に据え置けば，人工呼吸器をつけての歩行が可能となるのです．残念ながらEvita（Drager）は内蔵バッテリーは短く歩行を目的とした離床にはあまり向きません．だから，私は歩行まで達成することができる，歩行が目標だという患者にはBennet，端座位まで，または全く離床できないかもしれない患者にはEvitaというような人工呼吸器の使い分けも考えていました．しかし，最新の人工呼吸器ではEvitaもBennetも少なくとも30分の内蔵バッテリーはあるようです．

②ポータブル人工呼吸器

前橋赤十字病院では，ICU重症患者，自分では動くことのできない患者をよく散歩に連れていきます．そのとき重宝するのがポータブル人工呼吸器です．ある程度の呼吸条件設定を維持した状態でICUの外に行くことができます．患者にとってはこの上ない有意義な時間だと思います．ただし，医療者は有事の際の対応をしっかり考えておかなければいけません．この人工呼吸器が道の途中で，エレベーターの途中で壊れた際，すぐに対応できる代替手段をもっておく必要があります．換気用のバッグ，予備の酸素ボンベ，救急カートセットなどの準備は最大限に行ってください．

③エルゴメーター

エルゴメーターは運動競技において競技者の身体能力を計測するための

スポーツ器具でした．今ではよくトレーニングジムでも見かけますね．前橋赤十字病院には持ち運び可能な，ポータブルエルゴメーターなるエルゴメーターの小さい版がありました．このポータブルエルゴメーターは臥位の患者，ベッドで座位になっている患者の下肢筋力トレーニングにはもってこいです．エルゴメーターがICU重症患者の身体機能を高めることは多くの論文で述べられています[1]．これからはこういうデバイスを普段の離床の補助とする活用法が増えてくると思います．理学療法士がこれないなら医師と看護師だけでちょっとエルゴメーターやってみようよと．午前中はエルゴメーターで肩慣らし，午後は理学療法士が加わって本番，なんて離床スケジュールを立てるのも悪くないのではないでしょうか．

④神経筋電気刺激　Neuromuscular electrical stimulation（NMES）

その名のとおり，外部から電気的刺激を加えて神経や筋を刺激し，筋力増強や機能改善を目的とする方法です．その有用性や効果を示した論文は多くなくまだまだ未開の分野ではあります[2,3]．ICUに一定数存在する覚醒が得られない患者には拘縮予防や体位変換といったリハが主となりますが，そういった患者に対するリハの一環として，このNMESの意義はあるようにも思います．しっかりリハできる人もまたNMESを使うことで身体機能の回復が早まるかもしれません．通常のリハは現在1日1〜2回だと思いますが，NMESを使えば空いた時間にちょっとしたエクササイズとして代替できるのではないでしょうか？そう考えるとエルゴメーターと組み合わせてNMESを空いた時間にちょっとやってみようという取り組みも案外理にかなっているのかもしれませんね．

⑤バランスボール

バランスボールは運動選手では体幹を鍛えるためのコアトレーニングに使われることが多いと思います．しかしこのバランスボール，ICUではいろんな可能性を秘めているのです．まず，ICUの患者が端座位をとる際，患者の後ろで体を支持する係を設けることが多いと思いますが，そ

こにバランスボールを置けば体の支持の代わりになるかもしれません．体位変換で，完全側臥位（90°）を行うときも，バランスボールを抱っこしてもらうことで前方からの支持とする，または背部の支持にも使えます．もちろん，離床のレベルが上がってくれば，バランスボールを使った上半身のトレーニングが可能かもしれません．いずれ人工呼吸器をつけて患者がコアトレーニングするのも夢ではないかもしれません．

⑥その他の離床グッズ

世の中にはいろいろな離床グッズがあります．ティルトベッドや，座位ポジションがとれたり自動で体位ポジションを変えるローテーション機能が付いたりした多機能ベッド，椅子や他のベッドに移るときに使うスライディングボード，寝たままの患者を吊り上げ重力の負荷を加えることができるリフティング設備，立位や歩行時に転倒しないよう膝が当たるようになっている（膝折れ防止策）スタンディングフレームのある台やウォーカーなど，たくさんあります．施設に合ったグッズを選び，離床スタッフの腰痛や肉体的負担などに考慮した離床の形をつくっていってください．

参考文献

1 ）Burtin C, et al：Early exercise in critically ill patients enhances short-term functional recovery. Crit Care Med, 37：2499-2505, 2009

2 ）Dall' Acqua AM, et al：Use of neuromuscular electrical stimulation to preserve the thickness of abdominal and chest muscles of critically ill patients: A randomized clinical trial. J Rehabil Med, 49：40-48, 2017

3 ）Fischer A, et al：Muscle mass, strength and functional outcomes in critically ill patients after cardiothoracic surgery: does neuromuscular electrical stimulation help? The Catastim 2 randomized controlled trial. Crit Care, 20：30, 2016

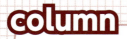

⑥リハ科が参戦！ 前橋 ICLS（心肺蘇生コース）

　小倉は，救急医学会の主催する Immediate Cardiac Life Support（ICLS）という心肺蘇生法の教育コースのコースディレクターです．前橋赤十字病院では，年に3回のペースで院内の医療スタッフを対象にICLSコースを開催しています．参加者は，研修医や後期研修医，若手の看護師が中心ですが，このICUにおける早期離床のQuality Improvementキャンペーンが始まってから，リハ科の方々が参加するようになりました．

　最初はリハ科の部長から．「"離床をやっていて，目の前で患者が急変したら…"そういった不安を少しでも払拭する意味で，また，不運にもそのような事態になっても，自分も蘇生チームの一員として何かしらのお手伝いができるよう，心肺蘇生の基礎を知っておいても決して無駄ではないのでは」そういう志をもって，ICLSに参加してくださいました．

　そしてリハ科のICLS参加は，部長から始まり，徐々にスタッフへと広がってゆきます．今では，リハ科のスタッフにICLSのインストラクターが生まれるまでになりました．リハ科のスタッフがICUでの離床に自らの意思で参画し，急性期疾患と向き合い戦い続けています．

　まさに，"病院の離床文化を変えた"その最たる現象の一幕が，このリハ科のICLSコース参画にみてとれるのです．地域の重症患者を一手に担いながらも，病院全体として急性期リハに取り組む姿が，前橋赤十字病院にはあります．

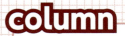

⑦本音シリーズその1
〜医師，看護師，理学療法士の本音

【医師の本音】
①**ある集中治療科医の本音（最上級医）**

　うちのICUは多くの重症疾患を経験し，多種にわたる疾患を扱って，救命率もそれなりに高く，非常に成長したICUです．看護師もやる気にあふれ，忙しいなりにもみなが頑張って患者をよくしようとしています．でもあるとき，ある若手医師が早期離床やります！なんて言い始めたんですよ．何ですか早期離床って！俺たちの仕事をこれ以上増やしてどうするんだ！どれほどの効果があるんだ！って思って，俺は絶対協力はしないとはっきり言ってやったんですよ．でも，しばらく経つと早期離床とやらにICUの看護師も理学療法士も，そして医師も協力し始めたんです．ICU全体が1つの目標に向かって歩き始めて，気づいたら人工呼吸器患者は歩いてるし，その患者は笑っているんですよ．なんだか自分の価値観が根底から変わっていくような気がしましたね．なかなか自分がやれって言われるとまだ本当に意味あるの？と思う部分は捨てきれないですけど，でも今は悪い気はしないです．

②**ある集中治療科医の本音（若手）**

　まだ右も左もわからないときに早期離床というのが始まったんですが，その説明会に参加したときは，これやらないとダメじゃん!!って心から思いました．どうして今までこういうことやらなかったんだろうと少し後悔しました．ただ，今はまだ自分の業務をこなすのに精一杯で離床まで手が回らないのが本音です．でも言い訳したらいけませんよね．できるところから少しずつ進めていきたいと思います．

③**あるリハビリテーション科医師の本音**

　病院のリハビリテーションを考えるにあたり，病棟のリハというのは考えやすいのですが，ICUのリハというのは今まで手が回っていませんでした．というのも，重症疾患に対する理解も浅いためどう切り込んでいいの

かがわからないのです．それをあるとき，集中治療を専門とする医師に早期離床をICUでやりたいと言われて非常に助かりました．ICUから患者をよくできればきっと病棟にもそのよい流れが波及できると信じています．

④ある脳神経外科医師の本音

　今まで，ICUに患者を入室させると鎮静させられてしまうから，われわれが一番評価したい意識や機能などの評価が難しくなっていたんですよね．だから，ICUに入れるっていうのは実は少し抵抗がありました．でも，ICUで早期離床という試みをすると聞いてICUの鎮静の文化も少し変わってきたのかなと思いました．もう少し積極的に患者をICUに入れてみようかな．

⑤ある循環器内科医師の本音

　早期離床という考えや文化があることは今まで知りませんでした．循環器疾患の人は急性期は安静にせざるを得ないことが多いですが，それを乗り越えればあとはひたすらリハビリテーションをする必要があります．ICUから始められれば機能の回復も早くなるんじゃないかって印象をもちました．循環器の患者は病棟にも大勢いるので病棟での離床も今後一緒に考えていきましょう．

【看護師の本音】
①ある上級看護師の本音

　早期離床は正直に言うと最初は乗り気ではなかったんです．決してやりたくないというわけではないのですが，自分の業務が増えないか心配で．それに，人工呼吸器やECMOがついている患者を本当に歩かせることなんてできるのって思っていたんです．でも実際にやってみると，意外にできた．それに動いた後はなんだか患者さんも達成感がある表情をしていて，とてもよいことをしているんじゃないかという気持ちになりました．それに医師も今まで以上に手を貸してくれるようになったし，今ではICUの早期離床も悪くないなと思っています．

②ある若手看護師の本音

　早期離床，すごい大切なのは理解できています．でも自分の業務が回らないんです．自分の業務も上手くこなせないのに，離床のことを考えている余裕ないですよー．でも，この前，患者さんに「今日のリハビリは何時なんだい」って言われたんです．患者さんはやっぱり治りたがっているんだなと思いました．私，まだまだ自分のことで手一杯なんですけど，もっと患者さんのためになることができるようになりたいです．

【リハビリテーション科スタッフの本音】
①ある理学療法士の本音

　ICUは正直今まで敬遠してたんです．ICUの患者は重症度が高くてどこまで動かしたらいいかがわかりませんし，人工呼吸器などの医療デバイスがあると1人では動かせません．それにICUに行くと看護師や医師はいつも忙しそうで声かけづらくて．だからICUの患者のリハビリテーションって拘縮予防がメインになりがちであまり進まなかったんですよ．今は看護師さんは積極的に協力してくれるし，人工呼吸器がついているなどの不安なときは医師も助けてくれます．確かにいろんな問題がまだありますが，それでも以前に比べればずっと環境がよくなりました．もっと，もっと患者のリハをICUのうちから進めたいなと思います．そして，次は病棟のリハにも広めていきたいです．

第3章
病態ごとの
離床のヒケツ

1 鎮痛・鎮静・せん妄・睡眠の整備
〜PADIS 2018 ……………………… 126

2 敗血症の離床
〜カテコラミンを恐れない ……………… 139

3 CRRT 中の患者の離床
〜デバイスを恐れない，
患者は動きたいと思っている ………… 145

4 脳卒中の離床
〜離床のタイミングと
脳循環の管理がポイント ……………… 151

5 静脈血栓症のある患者の離床
〜一体いつまで寝かせて
いるんですか?? ……………… 157

6 各離床レベルでの工夫・注意点
〜明日から使える離床の Tips ………… 162

7 ECMO の離床
〜高い安全性の維持が
ECMO 離床のキモ ……………… 172

第3章 病態ごとの離床のヒケツ

1 鎮痛・鎮静・せん妄・睡眠の整備
～PADIS 2018

Dr.小倉：劉ちゃん，前章では離床の実践を語ってくれたね．集めて，調べて，生み出して，やって，声聴き，手を加える．よくわかったわー．次は，個々の患者さんをどうやって離床させるかってことを教えてほしいな．

Dr.劉：わかりました！ この章からは早期離床の各論，つまり，こういう患者，こういった状況のときはどうするか？を説明していきます！

研・看：はい．お願いしまーす．

1 PADIS 2018 ガイドライン

Dr.劉：まずは早期離床に重要な，鎮痛と鎮静の話です．

研修医：鎮痛とか鎮静ってなんだか苦手なんですよね．覚えないといけないことが多そうで…．

Dr.劉：確かに鎮痛と鎮静の論文はいっぱいあるからね．「一体何が本当なの？」「どれをやればよいの？」って戸惑う人も多いかもしれない．でも，大事なことは，早期離床をするために，いかに離床前から患者とコミュニケーションがとれる意識状態を準備するか，いかに痛みがなく離床を実施するか，ということ．**第1章**で言ったように，患者を過鎮静にしてモニターがついているだけの寝たきり状態にしてしまっては早期離床なんてもってのほかだ．一方で，離床のためとはいえ動かして強い痛みがあったら患者は苦痛だろうし，"痛い"っていう記憶が強く残ってしまうと思うんだ．それも悪い記憶として．

Dr.小倉：もしかしたらそれが，悪夢とかPTSDになっちゃう可能性もあるし，それを見ている家族だって辛い思いをするよね．

Dr.劉：はい．PICS-FのF：Familyを考えたら，鎮静・鎮痛はしっかりやら

126　ICUから始める離床の基本

なければならないですね．鎮痛と鎮静の2つは早期離床とは切っても切り離せない関係ですよ．

Dr. 小倉：最近はね，PADガイドライン[1]というガイドラインが出ているから初心者にも鎮痛と鎮静をどうやればいいかが理解しやすいはずだよ．

研修医：PADガイドラインですか？

Dr. 劉：pain（疼痛），agitation（興奮），delirium（せん妄）．それの頭文字でPAD（パッド）っていうんだ．PADは，ICUでの患者さんの生活の質を著しく減じる可能性がある鎮痛・鎮静・せん妄などの問題に対して，どう対処するか・どう管理していくかの指針になるガイドラインだね．

研修医：せん妄も入るんですねー．

Dr. 劉：せん妄も患者にとっては非常に有害な合併症の1つだ．せん妄になるだけで，人工呼吸器離脱は遅れて，認知機能は悪くなるし，退院が遅くなるどころか予後（つまり死亡率）も悪くなるなんて報告もある[2~4]．いざ離床するってときに患者がせん妄状態なのは結構危険だからね．

Dr. 小倉：立たせようと思っても，患者さんがせん妄で大暴れの状態だったら，まぢ危なくて立つも座るもないもんね！

看護師：われわれもPADガイドラインを見て，鎮痛や鎮静，せん妄のことをちょっとずつ学んできました．

Dr. 小倉：実はね，去年それが更新されたんだ．

Dr. 劉：PADIS 2018ガイドライン[5]．

研修医：PADIS（パディス）！何かの呪文みたいですね！

Dr. 劉：(笑)．PADについては引き続きpain, agitation, deliriumでね，今度はimmobility（不動），sleep（睡眠）が加わってPADIS（パッドアイエス）という形になった．

看護師：immobilityが不動ということはここで早期離床が推奨されているってことですね？

Dr. 劉：そう‼ この不動の弊害というのは**第1章**で説明したとおりだ．

研修医：早期離床もついにガイドラインに入ってきたんですね．

Dr. 劉：そうなんだ．とてもうれしいことだし，ガイドラインに入ったこと

1 鎮痛・鎮静・せん妄・睡眠の整備　127

でいっそう世間への周知とICUの離床推進につながることを期待しているよ.

2　患者が著書に名を連ねる稀有なガイドライン

Dr.劉　：このPADIS 2018は他のガイドラインと違うおもしろい特徴がある. それは患者が協力者・共著者として名を連ねていることだ

看護師　：え, そうなんですかー？ すごいですね.

研修医　：専門的知識がある患者だったってことですかー？

Dr.劉　：そうじゃないそうじゃない. ガイドラインでは珍しいことなんだけど, このPADIS 2018では患者の意見を重要視しているんだ.「早期離床で立てた」「社会復帰！元の生活に帰る！」という大目標と一緒でさ, 長期目標として元の生活をとり戻すことだけじゃなく, 短期目標として「"ICU内で"当たり前の"生活"を送る」ということを実現させるためにつくられたガイドラインなんだ. 医療者側からの意見だけでは決して見えない裏側, つまり, 患者がどう思っているのか, どうしたいのか, そして何をしてほしいのか, それを考えないと患者がICU内で生活をすることはできないよね. 医療スタッフだけで集まって患者管理について考えても, 独りよがりの意見になってしまいがちでさ, 患者の都合や気持ちを考えなくなってしまう.

研修医　：その患者の思いを記載したガイドライン….

看護師　：進化してますね!!

Dr.劉　：救命, 救命って声高に主張された時代から, 生活をとり戻す, 社会復帰, 長期予後も重要だ！という時代に少しずつ移り変わっているのがPADISをみてもわかるよね.

研修医　：先生…簡単でよいので離床と絡めて解説をお願いできます…？

Dr.劉　：しょうがないなぁ（笑）. 詳細は成書に譲るとして, "早期離床をするために"という視点でPADISガイドラインを少し見てみよう.

1) pain（疼痛）　～鎮痛ファースト！

Dr.劉　：PADガイドラインから引き続き言われているけど, 患者にICUで生

128　　ICUから始める離床の基本

活してもらうためには，まず，鎮痛ありきの管理が必要なんだ．痛みに対しては，健康な僕らだってかなり不快な感情を抱くはず．

Dr.小倉 ： 俺，痛いの嫌い．

研修医 ： 上に同じく．

Dr.劉 ： ICUの重症患者にとってはね，痛みは不快ってだけじゃなくて，その後に続く興奮やせん妄へと負の連鎖を引き起こす可能性がある厄介な症状なんだ．だからその一番最初のトリガーである"痛み"を，まず最初にたたかないといけない．**鎮痛ファースト!!** これがとても大切な考え方だよ．

研修医 ： 昔は部活でよく怪我をしたんですが，痛いってだけでその日はすべてが上手くいかない，憂鬱な感じがしました．寝れないし，気晴らしにもいけないし．

Dr.劉 ： そうだね．僕もよく経験したよ…ゾッとする記憶もまだ残っている．

Dr.小倉 ： 昭和だな（笑）．

Dr.劉 ： はい（笑）．離床させるために，痛みの管理はぜったい必要．だって，痛い痛いと言っている患者に，動け！って…おかしいじゃん．

研修医 ： たしかに．

Dr.劉 ： でもさ，痛みはゼロにできるかい？

研修医 ： 無理です！ どんなに痛み止め飲んだって，シップ貼ったって，薬塗ったって痛みが和らぐことはあってもゼロになるなんて経験はないです．

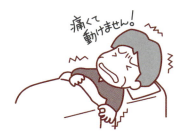

Dr.劉 ： そうだね．ゼロっていうのはかなり難しいという印象をみんなもっていると思う．もしゼロにできたときはむしろ過鎮静で寝ているときかもしれないね．おそらくゼロをめざした鎮痛の管理はあまり上手くいかないけど，許容できる範囲の痛みの程度まで管理できたならきっと離床も進むと思うんだ．そのためにどの程度まで痛みを和らげることができたのかという指標が必要だ．

看護師 ： 「10点満点で0が痛みなしで10が想像できる最大の痛みとしたら今何点ですか」って聞くやり方ですね．

Dr. 劉 ： そうそう．自己申告スケールは信頼できる評価ツールとしてPADIS
ガイドラインは推奨している．

研修医 ： でも話すことができないとか，意思疎通できない患者はどうしたら
よいんですか？

Dr. 小倉 ： そういった人にはCritical-Care Pain Obserbation Tool（CPOT，付
録-資料2）[6] とか Behavioral Pain Scale（BPS，付録-資料3）[7]
が有効だよ．

Dr. 劉 ： そうですね．BPSは人工呼吸器患者が対象だけどCPOTはすべての
患者に使えるツールだよ．使いやすさとかも考慮して各施設でどの
ツールを使うかはチームでよく考えてほしいな．でも大事なことは，
離床できる許容範囲の痛みの程度をめざすことだ．ゼロにするため
にはおそらくかなりのオピオイド（麻薬）を含めた鎮痛薬が必要に
なって，さらにはアセトアミノフェンやケタミン，神経因性疼痛治
療薬，その他の鎮痛補助薬も必要になるかもしれない．それでゼロ
にできればまだいいのかもしれないけど，それでもまだイマイチの
痛みの管理だったら今度はたぶん副作用の方が問題になってきてし
まうと思う．薬には必ず有害作用・副作用があるから，得られる利
益との兼ね合いをしっかり考えないといけない．

研修医 ： 神経因性疼痛治療薬ってどんな薬ですかー？

Dr. 小倉 ： ガバペンチンやカルバマゼピン，プレガバリンをそう呼ぶことがあ
るんだ．

研修医 ： あ，脊柱管狭窄症などの神経由来の痛みに使っている薬ですね．

Dr. 劉 ： うん．オピオイドではコントロールできない神経由来の痛みのコン
トロールに有効だよ．

看護師 ： 先生の言うとおり，痛い痛いって言うからフェンタニルをどんどん
増やしていったら，途中から意識はぼーっとするわ，自発呼吸は減っ
てしまうわ…オピオイドの増やしすぎはあまりよいことがない印象
があります．

Dr. 劉 ： 離床のために"疼痛管理"というけど，言うは易く行うは難しなん
だよ．痛みの評価ツールを使用して，完全除痛を目標にするんじゃ
なくて，"許容範囲内の痛み"をめざそう．その際はオピオイドを中
心に，鎮痛補助薬を上手く使うことがミソかな．

130　　ICUから始める離床の基本

研・看 ： はい！

Dr.劉 ： PADISガイドラインでは鎮痛プロトコールなるものも推奨されているから，その導入も考えてよいと思うけど，この本の読者はきっと離床プロトコールを導入しようってときだと思うから，いっぺんにやらずに，まずは離床のシステムを整えて，次に痛みの評価を整えて…というように段階を追ってもよいと思う．そこは各施設の状況に応じて考えてみよう．ちなみに前橋赤十字病院では離床プロトコールが導入されたときは痛みの評価は全く整備されていなかったんだ．でも痛みが原因で離床ができないことが続いていてね，離床時の痛みって大事だよねと，離床ワーキンググループ内から発言がでてきて，今では痛みの評価もちゃんと整備されるようになったよ．

看護師 ： 痛みの管理はやっぱりすごく大事なんですね…うちの施設でも今度話し合ってみます．

Dr.劉 ： うん．あと，薬物以外の痛みに対する補助療法として音楽療法や冷却療法（怪我したときの，rest：安静，ice：冷却，compression：圧迫，elevation：挙上のRICEからきている考え），リラクゼーション療法なんてのもあるから検討してみてね．

Dr.小倉 ： へー．音楽療法にリラクゼーション療法，いろいろ時代は進歩しているんだなぁ．

2）agitation（興奮）とdelirium（せん妄）
〜快適さを奪うリスクファクター

Dr.劉 ： 次はagitationとdeliriumだ．この2つは密接につながっているから一緒に話そう．

研・看 ： はい！

Dr.劉 ： まずはこんな光景を思い浮かべてほしい．患者さんがそわそわ，話しかけてもこっちは見ない，何か処置をしようとすると暴力的な拒否があったり．こういった患者は離床できるかな？

看護師 ： たまにいますよね…．でも大抵，離床どころの話ではなくて，その日の手技や検査も上手く進みません．

Dr.劉 ： そうだね．大抵ここでみんな鎮静薬とか抗精神病薬の使用を考えると思うんだけど，ここでもやはり当初の目標に立ち戻ることが大事

1 鎮痛・鎮静・せん妄・睡眠の整備

だ．その目標とは，ICUで患者さんが快適に過ごすこと．自分の元いた生活，離床が当たり前にできていた環境と同じぐらい快適な気持ちにしてあげることが必要だ．

Dr.小倉：患者さんが不穏だと，すぐに眠らせようとか考えてしまいがちだけど，眠らせちゃったら離床はできないからね．離床を考えた興奮とせん妄の管理目標は，**keep comfortable**ということになる．離床をしようと思える快適さを提供するんだ．

研修医："快適さ"ですか…．ICUではなんだか難しい気がしちゃいますけど．

Dr.劉：環境を快適に感じる必要があるのだから，過鎮静にしちゃダメ．過鎮静は全くの感覚喪失だもん．それに過鎮静がもたらすかもしれない悲惨な結末は，**第1章**で話したとおり．

看護師：あんな思い，患者さんにはしてほしくないですね．

Dr.劉：快適さを感じてもらうためには，まず患者さんを浅い鎮静にしなければいけない．浅鎮静ってやつだね．PADISによると，そのためにはミダゾラムなどの長期的に作用して体に蓄積してしまうベンゾジアゼピンは使用しないことや，プロポフォールやデクスメデトミジンの使用が推奨されている．そしてここでもやはり評価ツールが必要だ．患者さんがどれぐらい快適に感じているかを評価しないといけないからね．鎮静の評価ツールもいろいろあってRichmond Agitation-Sedation Scale（RASS，**付録-資料1**）[8]は評価項目も簡単で使いやすくて，前橋赤十字病院でも使っていたよ．Sedation-Agitation Scale（SAS score，**付録-資料4**）[9]というのもあるね．

看護師：前少し勉強したときに1日1回鎮静をオフにするプロトコールが患者をよくするという報告をみたんですが，そういった試みも必要なんでしょうか？

Dr.劉：Daily sedative interruption（DSI）だね．プロトコールでいえばNursing protocolized targeted sedationという，看護師が評価ツールに基づいて鎮静薬を調整するという考えのプロトコールもあるね．どちらも有効性が示されているし導入を検討するのはよいと思うよ．でもさっきも言ったけど，今みんなは離床をしたいって考えていると思う．だから今無理に鎮静のプロトコールまで手を広げなくてもよいと個人的には思うな．もちろんスタッフにまだ余裕があればよ

いけど，前橋赤十字病院では離床プロトコール導入時はRASSだけ取り入れたんだ．そして今，痛みのときと同じように鎮静の調整が必要だという声が強くなってきて，みんなでPADISの勉強中だよ．

Dr. 小倉：1つ1つ，だねー．

Dr. 劉：忘れてはいけないことは，こういったプロトコールはすべて患者が快適に過ごすためのツールだということ．プロトコールの遵守に固執すると手段と目的が曖昧になってしまうことがある．1日1回覚醒をめざそうが，看護師が鎮静を調整しようが，大切な目標は変わらない．大事なのは，離床するために患者が快適と思える鎮静レベルをめざすということ，それだけ．

看護師：確かにそうですね．プロトコールに固執するよりも社会復帰というもっと大きな目標がありましたね！

Dr. 小倉：プロトコールに則れば，一定の質は保たれるけど，それに振り回されすぎるのはよくない．プロトコールは考えなくてもできるという怖さもあって，"お馬鹿ちゃん製造機"とか"脳なし管理"なんて揶揄されることもある．診療の質を上げていくには，やっぱり，診療に参加する1人ひとりがしっかり患者さんと向き合って，個々に頭を使って病気と闘い，社会復帰のために努力してゆくことが必要だよん．

研修医：なるほどー．

Dr. 劉：さて，次はせん妄の話だ．せん妄は，簡単にいうと重症疾患，ICUでの処置・手技，環境などを背景因子として急性に変動する意識障害・認知機能障害のこと．患者は現状を認知・理解できず，突拍子もない行動に出ることもある．もう，快適さの追求なんていうレベルとは全く別次元の状況だ．

研修医：それは怖いですね…．どうやったらせん妄ってわかるんですか？

Dr. 劉：せん妄の評価にもツールがしっかりあって，**Confusion Assessment Method fo the ICU**（**CAM-ICU，付録-資料5**）や**Intensive Care Delirium Screening Checklist**（**ICDSC，付録-資料6**）の2つのツールが推奨されている[10]．

看護師：うちの施設はCAM-ICUの導入を考えていました．

Dr. 劉：前橋赤十字病院はICDSCを取り入れているよ．各施設でやりやすい方を選んでくれればよいと思う．でもせん妄は一度なると"大変！"っ

第3章 病態ごとの離床のヒケツ

1 鎮痛・鎮静・せん妄・睡眠の整備 133

て印象ない？ 快適さを求めるためには，せん妄にならないような"予防"が大切なんだ．薬物療法だとラメルテオンなどを推奨する論文が多数あるけど，せん妄への主要な介入方針は，非薬物的かつ多角的な介入であるべきだと思う．例えば光や騒音の調整，覚醒・認知の刺激，時計の使用や，日記，補聴器や眼鏡の使用などが考えられるね．

研修医 ： …でも具体的に言われると，どれが一番大切かわからなくなりそうです….

Dr.劉 ： あれ？ ほんと？ よく考えてみてよ．これ全部日常だと当たり前の環境調整だと思わない？ 明るかったらカーテンを閉める，うるさかったら窓を閉める，見づらかったら眼鏡をかける，ちゃんと毎日コミュニケーションをとらなきゃボケる….これって全部日常生活では当たり前のことだったはず．せん妄で大切なことは予防なんだけど，その本質は患者の元の生活をICUで再現・とり戻すことだと思うんだ．せん妄が予防できれば離床も難しくないはず！

看護師 ： 先生．私，今までせん妄についてそういうふうに考えていなかったです．せん妄って聞くと治療しなければと思うだけで，あまり予防には目を向けていませんでした．患者の今までの生活をとり戻すことがせん妄の予防になるのですね．

Dr.劉 ： 大切な目標を見失わないこと．離床するためには快適さをめざして，その最大の障壁であるせん妄は，ICUで患者の生活をとり戻すことにより予防するんだ！

看護師 ： 先生….やっぱり素敵♡♡♡

3) immobility（不動）

Dr.劉 ： 不動は**第1章**でさんざん伝えたからここでは省略しよう．

Dr.小倉 ： うん．スペースもったいないから，この本の19ページに戻って読んでね！

Dr.劉 ： こらこら（笑）．

Dr.小倉 ： てへ．

Dr.劉 ： PADISでは，不動がいかに患者さんの体に負担になるかが解説され，その解決のために早期離床が推奨されている．早期離床のやり方に

134　　ICUから始める離床の基本

ついてはぜひ**第2章**を参考にしてほしい．スペースもったいないし，ページ数がかさむと値段が高くなるから．

Dr. 小倉 ： こらー（笑笑）．

研修医 ： でも，この項目はなんで早期離床にならなかったんでしょうか？ あれだけ早期離床が推奨されていたのでってきりE（早期離床）が入ると思ってました．

Dr. 劉 ： 僕も詳しいことはわからないけど，PADISガイドラインは患者が日常生活をとり戻すため，そして社会復帰するために必要な障壁を注意喚起しているガイドラインだと思うんだ．これをクリアしなければ日常生活に帰れないよ！っていう感じにね．早期離床はとても重要だけど，日常生活に帰るためにクリアしないといけない障壁ではなく，治療に近い立ち位置だからね．だから世間に注意喚起するためにはimmobility：不動とすることで，ICUに根付いた不動という文化を断ち切ろうとしたんじゃないかな？

研修医 ： なるほど…．じゃあ僕らもその思いに応えなきゃいけないですね！

Dr. 劉 ： そうだね．僕らにできることはこの不動の弊害をしっかり理解して，周りと共有し，新しい離床の文化を創ることだね．

4) sleep（睡眠）　~安眠，それが明日の力になる

Dr. 劉 ： 最後は今回PADISではじめて登場した"睡眠"だ．睡眠も離床するためには非常に重要な要素だよ．だって，睡眠不足でする運動ほど非効率的なものはないでしょ？ それに睡眠不足で意識もうろうとして倒れても困るしね．

研修医 ： 僕は睡眠不足で手術中に居眠りして怒られたことがあります！

看護師 ： 自慢することじゃないでしょ!! バカちんがぁ!!

Dr. 小倉 ： …目が覚めたか？ ハートマークから？

看護師 ： え，あ，はい．

Dr. 劉 ： 睡眠は奥が深くて，非常におもしろい．でも主旨がずれるから睡眠メカニズムの詳細は成書に譲って，離床するために必要な睡眠への対処を考えよう．

Dr. 小倉 ： うーん．睡眠への対処法か．なんだろな．

1　鎮痛・鎮静・せん妄・睡眠の整備

Dr. 劉　：小倉さん，簡単ですよ．単に，患者に質の高い睡眠をなるべく長時間とってもらうこと．それのみ！

看護師：ずっこけー．

研修医：詐欺!!!

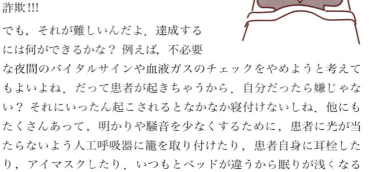

Dr. 劉　：でも，それが難しいんだよ．達成するには何ができるかな？例えば，不必要な夜間のバイタルサインや血液ガスのチェックをやめようと考えてもよいよね．だって患者が起きちゃうから．自分だったら嫌じゃない？それにいったん起こされるとなかなか寝付けないしね．他にもたくさんあって，明かりや騒音を少なくするために，患者に光が当たらないよう人工呼吸器に籠を取り付けたり，患者自身に耳栓したり，アイマスクしたり．いつもとベッドが違うから眠りが浅くなるのであれば，いっそのことベッドを変えてみたり．「わしは布団じゃなきゃ寝れんのじゃー」というご年配の方がいたら，寝る間だけベッドの上に布団を敷いても僕はよいと思うんだ．

あとは昼夜のリズムをつけるために朝起きて，昼は運動（離床）して，午後は読書して夜は寝るみたいな生活習慣を再現する．PADISでは推奨が見送られたけどラメルテオン（メラトニン製剤）やデクスメデトミジンも睡眠のリズムを整えるという意味ではよい可能性がある．ただ，質の高い睡眠が僕らのめざす睡眠だからね．プロポフォールみたいないわゆる意識を奪って無理やり寝かせる（睡眠のリズムを崩してしまう）ような薬で眠らせることは質が高いとは言わないし，そもそも睡眠ではないかもしれないからね．薬の使用についてはよく考えよう！

看護師：先生，アロマセラピーや指圧療法，音楽などはどうですか？私は寝る前によくやっているんですけど．

研修医：ICUでアロマ!?　想像できないです…．

Dr. 劉　：PADISでは，アロマセラピーや指圧などは推奨はしないという位置づけになった．効果があるという論文があまりなかったからね．でも，もし元いた生活環境で患者がアロマを毎日たいて寝ていたなら，それはやっぱりICUでもやってあげてよいんじゃないかな？僕らは患者1人ひとりの生活背景を知るべきだし，それに応じてできる工夫

はしてもよいと僕は思うよ．

Dr. 小倉：オーダーメイドってことかぁ．勉強になるなぁ．

Dr. 劉：そうですね．今まで鎮痛や鎮静，睡眠の話をしてきて，それが元の生活をとり戻すためのガイドラインと説明したね．でも患者1人ひとりはそれぞれ全く違う人たちで，その生きてきた生活も全く違う．だから同じPADISガイドラインで管理を考えても，実際に行う内容が同じになることはないと思う．ある人は痛みに強くて，ある人は弱いかもしれない．ある人は軽度の認知障害が元からあるけど，別のある人はそうではないかもしれない．僕らは1人ひとりの生活背景に思いを巡らせて，その生活をICUで再現・とり戻すために何が必要なのかをPADISというツールを使って日々考える必要があると思う．それがきっと，早期離床や社会復帰にもつながっていると思う．

Dr. 小倉：患者に寄り添うっていうのは，そういうことなのかもしれないね．

---

point

- PADIS 2018は患者の元の生活をICUで再現する・とり戻すためのツールである
- オピオイドや神経因性疼痛治療薬などを使用し，痛みの評価ツールに従って許容範囲内の痛みをめざそう
- 興奮・せん妄の管理で一番大切なことは，患者が快適にICUでの生活を送るために何が必要か考えること
- 不動は不要である
- 質の高い睡眠時間をなるべく長くとれるように，ICUの環境や生活リズムを整えよう

1 鎮痛・鎮静・せん妄・睡眠の整備 137

参考文献

1) Barr J, et al：Clinical practice guidelines for the management of pain, agitation, and delirium in adult patients in the intensive care unit. Crit Care Med, 41：263-306, 2013

2) Pisani MA, et al：Association of cumulative dose of haloperidol with next-day delirium in older medical ICU patients. Crit Care Med, 43：996-1002, 2015

3) Wilcox ME, et al：Cognitive dysfunction in ICU patients: risk factors, predictors, and rehabilitation interventions. Crit Care Med, 41：S81-S98, 2013

4) Pandharipande PP, et al：The intensive care delirium research agenda: a multinational, interprofessional perspective. Intensive Care Med, 43：1329-1339, 2017

5) Devlin JW, et al：Clinical Practice Guidelines for the Prevention and Management of Pain, Agitation/Sedation, Delirium, Immobility, and Sleep Disruption in Adult Patients in the ICU. Crit Care Med, 46：e825-e873, 2018

6) Rijkenberg S, et al：Pain Measurement in Mechanically Ventilated Patients After Cardiac Surgery: Comparison of the Behavioral Pain Scale (BPS) and the Critical-Care Pain Observation Tool (CPOT). J Cardiothorac Vasc Anesth, 31：1227-1234, 2017

7) Ahlers SJ, et al：The use of the Behavioral Pain Scale to assess pain in conscious sedated patients. Anesth Analg, 110：127-133, 2010

8) Sessler CN, et al：The Richmond Agitation-Sedation Scale: validity and reliability in adult intensive care unit patients. Am J Respir Crit Care Med, 166：1338-1344, 2002

9) Khan BA, et al：Comparison and agreement between the Richmond Agitation-Sedation Scale and the Riker Sedation-Agitation Scale in evaluating patients' eligibility for delirium assessment in the ICU. Chest, 142：48-54, 2012

10) Gusmao-Flores D, et al：The confusion assessment method for the intensive care unit (CAM-ICU) and intensive care delirium screening checklist (ICDSC) for the diagnosis of delirium: a systematic review and meta-analysis of clinical studies. Crit Care, 16：R115, 2012

第3章　病態ごとの離床のヒケツ

2 敗血症の離床
〜カテコラミンを恐れない

Dr.劉 ： 次の話題は敗血症だ．敗血症はPICSのリスクファクターとして多く
　　　　の論文で取り上げられている．それもそのはず，敗血症は全身の炎
　　　　症状態がコントロールできなくなった結果として臓器障害を呈した
　　　　状態だ[1]．その障害は肺や，腎臓，肝臓など全身に及ぶ．**第1章**で言っ
　　　　たように，当然筋肉にも影響が及ぶ可能性がある[2, 3]．だから敗血症
　　　　はPICSの重要なリスクファクターの1つにあげられているんだ[4]．

看護師 ： 敗血症の患者って，ICU退室時にはげっそり痩せていたり，疲労感
　　　　が強い印象があって，実際の看護も大変なことが多いです．

Dr.劉 ： 正しい！ 敗血症に関しての早期離床への最大の障壁は何よりもその
　　　　重症度だ．

研修医 ： つまり臓器障害ってことですか…？

Dr.劉 ： お．だんだんわかってきたね！ 臓器障害を呈すると，1つまた1つ
　　　　と医療デバイスが増えていく．循環が障害されると高容量かつ複数
　　　　のカテコラミンを必要とする，その場合は中心静脈カテーテルに加
　　　　えて複数の輸液ポンプが必要になる．呼吸が障害されると人工呼吸
　　　　器，最重症だとECMOということにもなりかねない．腎臓が障害さ
　　　　れると持続的血液濾過透析のために透析機械が隣に置かれる．肝臓・
　　　　凝固が破綻すると輸血なども必要になるかもしれない．とにかく敗
　　　　血症患者の離床っていうのは，重症度に逆らって社会復帰をめざす，
　　　　チャレンジングな戦いなんだ．

研修医 ： チャレンジング…．でも先生，その全部がついてたら，僕は患者を
　　　　動かせない気がします…．

Dr.劉 ： 決してそんなことはない．きっと自信と経験がないだけだ．しっか
　　　　りとこの本で勉強をして，経験を積んで，敗血症の患者さんの社会
　　　　復帰を実現しよう！

第3章　病態ごとの離床のヒケツ

2　敗血症の離床　139

1 カテコラミンを恐れない

Dr. 劉 ： デバイス以外で，敗血症患者を離床させることに対する医療スタッフの抵抗の1番の理由は，カテコラミンが使われていることじゃないかな？

看護師 ： そうです…．人工呼吸器は先生のお話を聞いて少しずつ抵抗感が薄らいできたんですが，敗血症の患者はノルアドレナリンなどがかなりの高用量で入っている方もいますし，動かす際に循環動態がすごく不安になるんです．だって，体位変換しただけで血圧が下がることもよく経験しますもん．

Dr. 劉 ： カテコラミンってのは，言わずもがなだけど，患者の血圧が低く輸液に反応しないから，カテコラミンがないと血圧を維持できないから使用していると思う．でもね，カテコラミンが使われていても離床はできる．大事なことは，どれぐらいの量のカテコラミンを使っているのか，そしてその量は今増えているのか，定常状態なのか，減っているのか，そういった病期の認識なんだ．例えばまだ0.05γのノルアドレナリンの使用だったとして，これだけ聞くとまだ重症感が小さいよね．でも実は今の状態はまだ病勢の最初の方で半日後には0.5γまで量が増えているかもしれない．そういうときの0.05 γという量での離床というのは少し危ない印象があるね．（通常の敗血症に対するカテコラミンの使用量は0.02γから0.4γぐらいが多い．0.5γなんて使用量はかなり重症な印象だね！）

研修医 ： その状況では，離床すると血圧が容易に下がりそうな気がします…．

Dr. 劉 ： 僕もそう思う．でも病勢が変わって，よくなっている病期ではどうだろう．例えば昨日は0.5γだったノルアドレナリンの量が今日は0.2γまで減っている．まだ確かに量は多いけど，いけそうな気がしない？

研修医 ： えー．でも，もうちょっと減ってほしい気もします．

Dr. 劉 ： なるほど（笑）．前橋早期離床アルゴリズムの循環の評価項目では**離床してよいカテコラミン量の上限**と，**病勢を意識して2時間以内にカテコラミンの増量がない**という条項を盛り込んでいるんだ（**表1**および**第2章-3 図6**）．

140　　ICUから始める離床の基本

表1　前橋早期離床アルゴリズム　循環の評価項目

①カテコラミンの使用量（Nad＜0.2γ，DOA＜5γ，DOB＜5γ）
②2時間以内にカテコラミンの増量なし
③急性心筋梗塞の治療中ではない
④新たな抗不整脈薬が必要な不整脈の出現がない

$\gamma = \mu\mathrm{g/kg/min}$

研修医　：なるほど，あの循環の評価での項目はそういう意味だったんですね！

Dr.劉　：カテコラミンの使用量については何でこの量になっているのかはっきり根拠を述べているものはない．文献上，この値を閾値にしている文献が多い[5,6]．でも，**カテコラミンインデックス（CAI）** を考えるとこの量も納得がいく設定になっている．

研修医　：かてこらみんいんでっくす？

Dr.劉　：重症になるとカテコラミンの量は増えていくでしょ？ このカテコラミンの量をもとに重症度を決める指標だよ．

CAI＝DOA（γ）＋DOB（γ）＋〔アドレナリン＋ノルアドレナリン（γ）〕×100

で求める．大体10～12より上になると重症ってわけ．10より下になったら経腸栄養開始しましょうという報告もあるよ．プロトコールにあるカテコラミン（DOA，DOB，Nad）を最大限使ったと仮定するとCAIは12．栄養始めるんだったら運動して消費して筋肉つくらなきゃだめでしょ．

研修医　：ほえー．なるほどー．

看護師　：確かに食べてるだけ＆寝てるだけでは地獄が待ってますからね…．

Dr.劉　：そうだね（笑）．2時間というのも根拠があって，カテコラミンの増量や減量で血管の平滑筋の収縮拡張が起こるんだけど，その体内調節は大体30～40分，1時間弱で終わるんだ．だからもう1時間見ても変化がなかったらひとまずはカテコラミンを変動させた後の血管平滑筋作用は定常状態になっているはずだから安心なわけさ．もしそれでも離床したときの循環変動が心配という人がいれば，離床する前にベッドの背もたれを挙げて頭位を挙上した状態や座位に近い

第**3**章　病態ごとの離床のヒケツ

2　敗血症の離床　　141

ポジションをベッド上でとってみたらどうだろう．そこで例えば起立性低血圧みたいな循環変動がなければ，「さぁ離床しよう！」という流れにできるよ．

看護師：確かに，ベッドから出る前にワンクッションおくのは安心につながるかもしれませんね．

Dr.劉：あと注意してほしいことは，カテコラミンを使用していると，どうしても不整脈の副作用が出てしまうことがある．治療が必要な不整脈が出現していないというのも，前橋早期離床アルゴリズムにおける循環の項目で確認できる．

研修医：へー．結構考えられている循環評価項目なんですね．

Dr.劉：そうでしょ（笑）？ 数字を見るだけであればこれは何も医者じゃなくても評価はできる．だって数字がしっかり書いてあるからね．ノルアドレナリンは0.2γを超えていないとか，2時間以内の増加がないとか，不整脈…なし！とかは看護師でも理学療法士でもできる．だから医師がいない施設でも，「医者がいないから…」なんて言わないでぜひ前橋早期離床アルゴリズムを参照して離床を試みてほしいな．もちろん離床中に**第2章**で紹介したような有害事象リスト，離床ストップリストに当てはまった場合は速やかに休憩して，改善しなければ中止するというもの忘れてはいけないね．

Dr.小倉：ICUでのインシデントは，病院の信頼を揺るがしかねないからね．

Dr.劉：そうですね．でも，カテコラミンは恐れる必要はないです．それより，離床しなかったことで患者に待ち受ける未来こそを恐れてほしいな．

研・看：はい！

Dr.小倉：うんうん．

Dr.劉：まとめとして症例をもとに，離床のアプローチを示すよ．

症例

診断名：下部消化管穿孔，敗血症性ショック

78歳男性．下腹部痛を主訴に救急外来を受診した．精査の結果，上記診断となり緊急開腹手術を施行，術後ICUに入室した．入室時，人工呼吸器管理が継続され鼠径に留置している中心静脈カテーテルからノルアドレナリン0.5γ，DOA8γを使用していた．本日はICU入室して2日目．フェンタニル持続静注よる鎮痛，プロポフォールとミダゾラム持続投与で鎮静を行っている．朝回診後の診察時，ノルアドレナリン0.2γ，DOA2γまで減量されていることを確認した．人工呼吸器設定はFIO_2：0.4，PEEP 5 cmH_2O であった．

離床アプローチの例：Dr.劉だったらこう考える

前橋早期離床アルゴリズムによると呼吸の条件（FIO_2 < 0.6, PEEP < 10 cmH_2O）は通過．次の循環評価では，ノルアドレナリンは0.2γでありアルゴリズムの条件ギリギリの値だが，現在の状況は0.5γからの改善過程であることを考慮し通過とした．心電図では不整脈はなく，また急性心筋梗塞の兆候は認めなかった．実際の離床までにさらにカテコラミンの減量を試みることとした（不整脈の副作用が多いDOAを中止するなど）．

意識状態の評価のために，フェンタニルを継続しつつ，プロポフォールとミダゾラムを中止した（鎮痛ファースト！）．覚醒が得られた場合は評価ツールを用いて鎮痛・鎮静を評価し，鎮痛の増量が必要な場合は補助鎮痛薬の使用を考慮，鎮静薬の使用が必要な場合はデクスメデトミジンに切り替えるか，または少量のプロポフォールから使用する方針とした．

担当看護師と相談し，離床時間は14時に設定，担当理学療法士に指定時刻に集合するように伝えた．主治医である外科の医師にも連絡し，本日からICUで積極的な離床を行う旨を伝えると，「患者の痛み次第だと思うけど，やれる範囲でお願いします」との返答をいただいた．しばらくすると，従命が入るぐらいの覚醒が得られRASSは−2であった．手はかろうじて動かせたが足は力が入らないようだった．アルゴリズムに従い本日の離床レベルはLevel 3（端座位）となった．カテコラミンの使用（不整脈のモニタリングや血圧の変動に注意），鼠経にCV留置（カテーテルの固定，出血，点滴台との距離に注意．必要があれば延長コードで補強），人工呼吸器管理（気管チューブの固定や，よだれカバーなど），腹腔ドレーンの固定といったリスクを看護師と共有し，14時に離床ができるように一日のタイムスケジュールを調整した．端座位をとった際の手を置く台座や足台，背中を保持するバランスボールなどを事前に用意した．隣の看護師にも声をかけ，必要な際，ヘルプが入れるように14時の予定を調整してもらった．

第3章 病態ごとの離床のヒケツ

2 敗血症の離床 143

point

- 敗血症は臓器障害を伴った重症な状態
- 病期を考慮しカテコラミンの量や増減の有無に従って離床できるかどうかを判断しよう
- 不整脈にも注意を払おう

参考文献

1) Angus DC & van der Poll T : Severe sepsis and septic shock. N Engl J Med, 369 : 840-851, 2013

2) Zhu X, et al : Secreted Frizzled-Related Protein 2 and Inflammation-Induced Skeletal Muscle Atrophy. Crit Care Med, 45 : e169-e183, 2017

3) Stäuble CG, et al : Neuromuscular Recovery Is Prolonged After Immobilization or Superimposition of Inflammation With Immobilization Compared to Inflammation Alone: Data From a Preclinical Model. Crit Care Med, 44 : e1097-e1110, 2016

4) Yende S, et al : Long-Term Quality of Life Among Survivors of Severe Sepsis: Analyses of Two International Trials. Crit Care Med, 44 : 1461-1467, 2016

5) Burtin C, et al : Early exercise in critically ill patients enhances short-term functional recovery. Crit Care Med, 37 : 2499-2505, 2009

6) Needham DM, et al : Early physical medicine and rehabilitation for patients with acute respiratory failure: a quality improvement project. Arch Phys Med Rehabil, 91 : 536-542, 2010

3 CRRT中の患者の離床
〜デバイスを恐れない，患者は動きたいと思っている

Dr. 劉 ：人工呼吸器や，敗血症，カテコラミンの話の次は，みんな苦手意識があるであろう持続的に人工透析機械をつけている，つまり持続的腎代替療法（continuous renal replacement therapy：CRRT）患者の離床だ．

研修医 ：透析ってそもそも苦手です…．

Dr. 劉 ：まぁ透析自体の話はここではしないとして，持続的に人工透析をしている間の離床について考えてみよう．さて．人工透析には間欠的（つまり，慢性期の週3回透析クリニックに通っているような維持透析患者が行う3〜4時間の透析）と持続的があって，間欠的人工透析は空いた時間に離床ができるから時間調整ができれば難しくないと思う．でもICUでよく見る持続的人工透析をしているような患者は，急性腎不全などが原因で循環動態に不安があることが多い．もちろん重症だ．でも透析をやめる訳にはいかないから透析器がありきで離床を考える必要がある．

研修医 ：人工呼吸器やカテコラミンを使っても離床できるのであれば透析器があっても離床できると思います！

Dr. 劉 ：よく言った！ えらい！ 透析は一日中やっているだけに，離床ができないと思い込んでいる施設では，患者は24時間寝たまんまの状態にされてしまう．患者は動きたいと思っているのにもかかわらずね．実際，透析器をつけている間に離床しても大丈夫だという論文はいくつも出ているんだ[1]．

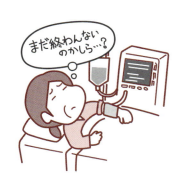

1 　持続透析患者の離床準備

Dr. 劉 ：持続透析をしている患者を離床する際に，まず大事なことは透析カ
　　　　テーテルの位置を挿入の段階で適切な位置に調整することなんだ．

研修医 ：カテ位置の調整ですか？

Dr. 劉 ：通常中心静脈カテーテルの場合は右内頸の刺入点から12〜13cm入
　　　　れていると思うんだけど，透析カテーテルのカテ先はいつもどこに
　　　　置いているかな？

研修医 ：上大静脈に留置するようによく言われます．

Dr. 劉 ：そうだね．カテーテルの添付文書にもそう書いていることが多いと
　　　　思う．ここで僕からのおすすめ，ぜひカテーテルは右房内または右
　　　　房にすごく近いところまで進めよう！（刺入点からだいたい：17〜
　　　　18cm ぐらい）

看護師 ：どうしてですか？

Dr. 劉 ：透析患者が離床をする際，体勢（体幹の前傾や頸の向き）で脱血不
　　　　良がたまに起こるんだ．脱血ができなくなったら，そもそも治療が
　　　　できず離床どころではなくなってしまうからね．まずは脱血がしっ
　　　　かりできる環境をつくって治療が途切れないようにする必要がある．
　　　　脱血が命って誰かが言っていたはず！

研修医 ：は！何かで読んだ気が…（笑）．

Dr. 小倉 ：むふふ．あのECMOの本[2]ですかな？

看護師 ：先生．カテは鼠径部に入れることもあると思うんですけど，そのと
　　　　きはどうすればよいでしょうか？

Dr. 劉 ：鼠径部のときは端座位をとるとカテ先の位置が動くから，カテ先が
　　　　総腸骨静脈に留置されているとやっぱり脱血不良を起こすことがあ
　　　　る．しっかり下大静脈内にカテ先がくるように留置するのが望まし
　　　　いよ．

研修医 ：なるほど．わかりましたー！

2 起立性低血圧に注意しよう

Dr. 劉 ：離床の内容や時間は前橋早期離床プロトコールを参考に決定・調整するとして，看護師と時間調整，リスクの情報共有をする際は，次のことを忘れないでほしい．「透析中だから離床時は特に起立性低血圧には注意しよう」と．持続的人工透析をしている患者の離床で一番多い有害事象は体位変換による起立性低血圧ということがわかっている[3, 4]．透析器で積極的に除水（水を引いていること）しているような患者では血管内のボリュームが相対的に減っていることがあるし（脱水のような状態），維持透析の患者はそもそも自律神経障害を合併している人が多いからね．だから，透析患者の離床では，そこに細心の注意を払おう．何なら敗血症のときみたいに一度座位のようなポジションをベッド上でとってから移動してもよいと思う．患者が「めまいがします…」なんて言い始めたら黄色信号だからね．

看護師 ：持続透析のときは起立性低血圧に注意する，ですね．覚えました．

Dr. 劉 ：あとは血液を体から脱血して送血するためのブラッドアクセスカテーテルの位置と，透析器の位置関係だ．患者は人工呼吸器を装着していることもあると思うし，点滴台もある．これらを上手い位置関係に配置しないと，もしかしたらどこかの点滴ルートがピンピンに引っ張られるなんてことにもなりかねない．点滴台と患者の距離は延長チューブなどで調整ができるかもしれないけど，患者と透析器の間は調整ができないからね．位置配置をしっかり考えておこう．

研修医 ：透析用のブラッドカテーテルでしたっけ？ よく鼠径に入っているのを見るんですけど，折れ曲がって脱血に影響したりしないですか？

Dr. 劉 ：よい指摘！ 近年のブラッドアクセスカテーテルは，実はあまり内腔が閉塞しないようになっている．実際に前橋赤十字病院の経験でも，論文から得られる情報でも，鼠径にカテーテルが入っていたとしても離床ができなかったっていう報告は見たことがないなぁ．

研修医 ：鼠径にデバイスがあるっていうのは理由にならないってことですね！

Dr. 劉 ：そうだね．それに離床した方が，人工透析の膜寿命が長かったなんて報告もあるんだ[4]．ここでもデバイスを恐れず，離床をめざしていこうね．

3 CRRT中の患者の離床　147

3 透析器があったって歩行をめざせる？

Dr. 劉 ： ここで急進的な早期離床信者は「持続透析をしている最中だって，歩行できるのでは？」と思うんじゃないかな？ 成功症例で見せたように，今は人工呼吸器やECMOをつけていたって歩行できる時代だからね．

研修医 ： それ思いました！ 透析器をつけている患者と歩いていたら俺かっこいいかもって！

看護師 ： 不純．

研修医 ： ぐはっ！

Dr. 劉 ： ははは（笑）．持続透析をしている患者も立位までとれることは容易に想像できると思う．持続透析患者が歩行できるかって質問の答えは，頑張ればできる！でも，今は頑張らない方がよいかも！といったところかな．

看護師 ： どういうことでしょうか？

Dr. 劉 ： これは患者の状態に起因する問題ではないんだ．だってECMOのように2〜3L/分で血液を体から抜いている機械をつけていても歩行できるんだから．これは持続的透析器の問題で，バッテリーが非常に短いんだ．旭化成メディカルが出している透析器（ACH–Σ）は15分，東レ・メディカルが出している透析器（TR55X–Ⅱ）もオプションのバッテリーをつけて駆動時間は15分だ．そのうえ，ACH–Σはバッテリー駆動中での透析ができないから事実持続透析しながらの歩行訓練ができるのは東レが出しているTR55X–Ⅱだけなんだ．バッテリー駆動中に全てのポンプを回して透析を行うと電力消費が大きくなるから実際は15分ももたなくて10分ぐらいって言われている．つまり10分で患者を起こして歩行してきて元の場所に帰らないといけないんだ．

研修医 ： 大変そう…（苦笑）．

Dr. 劉 ： 僕もそう思う（笑）．そもそも，バッテリー駆動中の透析を想定していないからしょうがないんだけど…．ここはもう今後の透析器の技術進歩に頼るしかない．現状は確かに歩行は無理じゃない．でもやるときはしっかりリスクを評価してね！

ICUから始める離床の基本

症例

診断名：全身性エリテマトーデスによる急性腎不全，肺水腫

42歳女性．病棟で全身性エリテマトーデスに対してステロイド治療を行っていたが，急性腎不全となり無尿となってしまった．水分コントロールに難渋し，肺水腫となった．低血圧を合併しDOA5γを病棟医師の判断で開始しICU入室となった．入室後，NPPV（FIO$_2$：0.7，PEEP 8 cmH$_2$O）を使用しながら，低血圧の原因と思われる感染症に対して抗菌薬，肺水腫にCRRTによる緩徐な除水が開始された．翌日の朝にはカテコラミン（DOA）は2γに減量，右内頸静脈のバスキュラーカテーテルからCRRTによる除水を継続していた．NPPVは（FIO$_2$：0.5，PEEP 8 cmH$_2$O）の設定であった．

離床アプローチの例：Dr.劉だったらこう考える

第3章-2 敗血症の離床と同様に，前橋アルゴリズムで評価し，本日はLevel 5（立位）までチャレンジすることになった．CRRT継続中であり，NPPVによるPEEPを必要としていたためベッドから離れる歩行ではなく，立位を選択した．バスキュラーカテーテルのカテ先は右房と上大静脈の境界付近にあり適切であることを確認．固定を強化するためヘアバンドを用いて頭部にチューブを固定した．13時を集合時間として，看護師と理学療法士のタイムスケジュールを調整し，看護師のヘルプが入れるよう看護リーダーにお願いした．看護師とリスク評価をしている際に，透析機とNPPVがベットを挟んで反対側にあり，どちらかのベット脇で立位になると，どちらかが届かなくなってしまうことに気が付いた．透析回路を延長することも考えたが，離床時にNPPVを移動し同じ側に置く方針とした．除水中であるため，突然の体位変換による起立性低血圧を予防するために，少なくとも離床1時間前からベッド上で座位の状態をとるように指示をした．また，CRRT継続のため抗凝固療法を行っていることから，ACT/APTTの値が過延長となっていないか確認した（目安はAPTT ＞ 80秒，ACT 250秒以上は要注意．是正してからの離床を推奨）．

---

point

- 持続的人工透析患者も離床はできる！ デバイスを恐れず，社会復帰をめざざそう！
- 離床をめざすのであればカテ先はしっかり右房に
- 離床の際は特に起立性低血圧に注意しよう
- 現状，持続透析患者の歩行は見送っても罪じゃない

3 CRRT中の患者の離床

参考文献

1）Brownback CA, et al：Early mobility activities during continuous renal replacement therapy. Am J Crit Care, 23：348-51; quiz 352, 2014

2）「やさしくわかるECMOの基本」（氏家良人/監，小倉崇以，青景聡之/著），羊土社，2018

3）Toonstra AL, et al：Feasibility and Safety of Physical Therapy during Continuous Renal Replacement Therapy in the Intensive Care Unit. Ann Am Thorac Soc, 13：699-704, 2016

4）Wang YT, et al：Early mobilization on continuous renal replacement therapy is safe and may improve filter life. Crit Care, 18：R161, 2014

第3章　病態ごとの離床のヒケツ

4 脳卒中の離床
～離床のタイミングと脳循環の管理がポイント

Dr.劉 ：次は脳卒中患者の離床について説明しよう.

看護師 ：脳卒中患者の離床ですか？

研修医 ：大変そうですね…. 半身麻痺の人がいたり，意識のない人がいたり….

看護師 ："脳を守る"という意識が強くて，安静指示が出されていることが多いし，いざ動かそうとなったときも四肢が動く人の場合と比べて1～2人分多く介助の人が必要で，なかなか離床にふみきれないことが多いです….

Dr.劉 ：確かに脳卒中患者は脳の保護が最優先. ECMOのときのLung Restが最優先ってことと同じだね. でも脳卒中患者はその中枢神経へのダメージのせいで，何もしなくても重度の機能障害を呈することが多い. そのうえ，ICU入室時から何も介入をしなかったらそれこそ寝たきりになる患者だって少なくないかもしれない. 脳卒中は今，日本ではすごく増えていて，しかも，高齢者で脳卒中になる人は機能障害が強くて寝たきりになる可能性が高い. だから脳卒中のガイドラインではすでに早期離床が強くすすめられている[1,2]. ここでも決して逃げてはいけないよ.

研修医 ：はい！ 脳卒中患者の離床では何か注意した方がよいことありますか？

1 脳卒中の離床は24時間待ってみよう

Dr.劉 ：大きな方針としては前橋早期離床プロトコールに沿って離床を組み立ててくれればよいと思う. でも，他の疾患と大きく違う，特徴的な注意点が1つある. それは**離床の開始時期**だ.

看護師 ：2～3日以内が推奨ではないってことですか？

Dr.劉 ：AVERT studyって知ってるかい？ 脳卒中患者における超早期の離床

4　脳卒中の離床　151

がどれぐらいの効果をもっているか調査した研究なんだ．それまでは脳卒中になってもいち早く動かすことがよいと言われていたからね．結果は衝撃的なものだったんだ．

研修医 ：え，なんでしょうか…??

Dr. 劉 ：実は超早期に離床した方が機能障害が強いという，期待していたのとは真逆の結果だったんだ[3, 4].

研修医 ：まぢですか！ どうして？

Dr. 劉 ：脳にいくはずの血流が，リハビリテーションでよくなった筋肉や四肢にいってしまうからなどと言われているけど，はっきりしたことはわからない．だけど，こういった結果を踏まえて各種ガイドラインでは24時間以降からの離床を推奨しているよ[5].

看護師 ：脳卒中といってもくも膜下出血，脳出血，脳梗塞がありますけど，どれも24時間以降でよいんでしょうか？

Dr. 劉 ：ガイドライン上は脳梗塞・脳出血・脊椎損傷・頭部外傷患者は24時間以降，くも膜下出血患者については動脈瘤の治療後24〜48時間後から離床を開始するようにすすめている．でも，AVERT studyは2015年という最近に出てきたものだから，この辺りの情報は日々変わっていくかもしれない．最新の動向にも目を向けて注意していこう（**表2**）．

---

2 脳卒中の離床は脳圧を上げず，脳灌流を下げず

Dr. 劉 ：脳卒中患者の離床のポイントは**脳圧を上げない**ように，**脳灌流を下げない**ように離床を行うことだ．通常，離床をさせると脳圧は下がる方向にいくはずだ．ベッド上臥位と比べて離床することで頭位は心臓より上に位置するようになるからね．しかし脳卒中患者でも離床をすることで胸腔内圧が急激に上昇することがある．

研修医 ：えーなんだろ．

Dr. 劉 ：正解は**咳嗽**だ．

研修医 ：え？ 咳嗽ですか？ 脳卒中患者はむしろ咳嗽が弱い気がするんですが．

152　　ICUから始める離床の基本

表2　脳卒中患者の推奨離床時期

脳卒中の早期離床・推奨				
診断名	離床開始推奨時期	推奨運動強度	エビデンスレベル	考慮に入れること
急性脳梗塞	症状出現から24時間後	症状出現後24〜48時間以内の運動強度を上げることは利益がない	2	・症状出現24時間以内の頭部挙上 ・高血圧の維持（運動前後，途中の血圧モニタリングは必須．カテコラミン，不整脈薬使用中は慎重に．t-PA開始後24時間は出血をモニタリング）
動脈瘤性くも膜下出血	動脈瘤治療後24〜48時間後	動脈瘤治療後24〜48時間以内は頭部挙上48時間以降は離床	3	・脳室ドレナージの有無（固定を強固にして，ICP＜20mmHgで運動が可能） ・脳神経症状出現・増悪がない血管スパスムは症状が落ち着いてれば離床は可能 ・痛みなどに伴う一過性のICP上昇で離床ができなくなることはない
急性脳出血	出血が安定してから24時間後 （血腫除去後も出血が安定してから24時間後）	不明 （情報不足）	3	・血圧の変動が大きい場合，離床の前には内服や点滴による血圧のコントロールを行うこと ・痛みなどに伴う一過性のICP上昇で離床ができなくなることはない
脊髄損傷	脊椎固定から24時間後	不明 （情報不足）	5	・起立性低血圧に注意（離床の前後・途中での血圧モニタリングは必須．カテコラミン，不整脈薬使用中は慎重に）
頭部外傷	出血が安定してから24時間後	不明 （情報不足）	5	・痛みなどに伴う一過性のICP上昇で離床ができなくなることはない ・開頭減圧後も出血に注意し24時間後より頭位の挙上から試みる

※エビデンスレベルは数字が低いほどエビデンスは強い

Dr.劉　：よく観察しているね．先生の言ったとおり，脳卒中患者は咳嗽力が弱い患者が多い．でもそれは逆に痰の貯留が多くなり，気道のクリアランスが低下していることと同義だ．脳卒中患者の痰詰まりで緊急挿管になった経験があるんじゃないかな？

看護師　：確かにそういう患者をたまにICUでも見かけます．

4　脳卒中の離床　　153

Dr. 劉 ： 僕の意見では，脳卒中患者の離床前の気道クリアランスの確保はしっかりやった方がよい．喀痰吸引や，あまりに痰貯留が頻回かつ多量な患者は気管支鏡で観察して除去してもよいと思う．離床後1，2回の咳嗽であればまだ許容できるけど，痰が貯留した脳卒中患者は咳嗽は出ても痰は出てこないから咳嗽が止まらないことがあるんだ．離床の際のちょっとした挿管チューブの刺激で頻回な咳嗽が出ることもある．脳圧が上がってしまうわけ．

看護師 ： それは怖いですね…．よく吸引しなくちゃ！

Dr. 劉 ： 離床時の咳嗽はもちろん脳卒中患者だけの問題ではない．喘息や気道熱傷のように気道が過敏になった患者も頻回な咳嗽を起こすことがある．あまりに強い咳嗽を起こすと気胸を発症することもある．人工呼吸中の気胸は致死的だからね．脳卒中の患者以外の咳嗽にも注意しよう．もし咳嗽が治まらなくて離床ができない場合には，少量のモルヒネの使用や，リドカイン吸入などという対処もできるからね．

研修医 ： 咳嗽って怖いんですね…．今後は離床時の咳嗽にも注意します！

Dr. 劉 ： うん．次は"脳灌流を下げない"という管理に移るよ．脳灌流の維持には，当然血流を保つということが必須だ．重症頭部外傷の急性期なんかは一度血圧がショックバイタルになるだけで脳予後が悪くなると言われている．でも脳卒中患者を含めた，頭蓋内に病変がある患者の離床は慎重になりすぎることはないんだ．例えば僕は，朝診察をして14時に端座位とることになったら，朝から14時までに1時間に10°ずつベッドを起こしていって，端座位をとる前にはなるべく座位に近い形になっているように工夫している．そうすればいざ離床しても循環の影響は少ないからね．

看護師 ： 離床させるっていうぶれない姿勢がすごいです（笑）．

Dr. 劉 ： 離床は人生ですから！たまに起立性低血圧に対して輸液負荷で対処する人も見受けられるけど，脳卒中患者に対しては本当に慎重に考えてほしい．なんたって500mLの細胞外液を入れただけでも重症脳卒中患者は脳浮腫を起こす．やっぱり，脳卒中患者の離床は循環変動を起こさないに越したことはないね．

症例

診断名：急性期脳梗塞，左半身麻痺，意識障害

74歳男性．3時間前に出現した症状を主訴に救急搬送された．上記の診断で，t-PA療法が開始された．脳卒中ケア病棟に入院したが，誤嚥性肺炎を起こし人工呼吸器管理となりICU入室となった．翌朝の人工呼吸器設定はFIO$_2$：0.6，PEEP 10 cmH$_2$Oであった．症状発生から16時間，t-PA開始から12時間が経過していた．

離床アプローチの例：Dr.劉だったらこう考える

t-PA開始から12時間と24時間以内であったため，本日リハ介入はスキップした．翌日麻痺の軽度改善，意識障害の改善（RASS－2）を認めた．24時間を経過し，前橋早期離床プロトコールで評価した結果，Level 3（端座位）を行うこととなった．看護師に離床時間を伝えて離床時までに1時間に10°ずつベッドアップをして急激な血圧変動が起こらないように指示をした．朝の診察時，聴診では痰が貯留したような雑音を聴取したが，看護師の閉鎖式喀痰吸引では明らかな痰の吸引はできないとのことであった．そこで鎮静下にて気管支鏡を施行，区域気管支レベルで痰が貯留しているのを発見，見える範囲の痰をすべて除去した．脳梗塞後のため，多少の高血圧は許容としたが，急激な血圧変動には注意した（血圧180mmHg以上は要注意，220mmHg以上は即中止）．経鼻胃管からの持続的な経腸栄養が昨日より開始となっているが，遅くとも離床開始時間の2時間前までにいったん中止し，離床直前には経鼻胃管から残渣物の吸引を行った．

point

- 脳卒中の患者も早期離床が推奨されている
- 脳梗塞・脳出血・脊椎損傷・頭部外傷患者は24時間以降，くも膜下出血患者については動脈瘤治療後24～48時間後からの離床開始が推奨されている
- 脳圧を上げず，脳灌流を下げない．絶妙な管理をめざそう

4 脳卒中の離床

参考文献

1) Powers WJ, et al：2018 Guidelines for the Early Management of Patients With Acute Ischemic Stroke: A Guideline for Healthcare Professionals From the American Heart Association/American Stroke Association. Stroke, 49：e46-e110, 2018

2) Winstein CJ, et al：Guidelines for Adult Stroke Rehabilitation and Recovery: A Guideline for Healthcare Professionals From the American Heart Association/American Stroke Association. Stroke, 47：e98-e169, 2016

3) Langhorne P, et al：A Very Early Rehabilitation Trial after stroke (AVERT): a Phase III, multicentre, randomised controlled trial. Health Technol Assess, 21：1-120, 2017

4) AVERT Trial Collaboration group.：Efficacy and safety of very early mobilisation within 24 h of stroke onset (AVERT): a randomised controlled trial. Lancet, 386：46-55, 2015

5) Olkowski BF & Shah SO：Early Mobilization in the Neuro-ICU: How Far Can We Go? Neurocrit Care, 27：141-150, 2017

第3章　病態ごとの離床のヒケツ

5 静脈血栓症のある患者の離床
〜一体いつまで寝かせているんですか？？

Dr. 劉 ： 次は静脈血栓症のある患者の離床だ.

Dr. 小倉 ： これは問題だよね.

Dr. 劉 ： 個人的にも大問題だと感じています. 静脈血栓症になった患者に抗凝固薬が必要なのは医療者なら誰しも知っていることだけど, 静脈血栓症になった患者がいつになったら思うように動けるのかは知らない人が多いんだ.

看護師 ： 確かに私は知らないです….

研修医 ： 僕も知りません. 以前受けもった患者で静脈血栓ができた人を診ましたが, 上の先生から何週間か絶対安静の指示を出すよう言われました.

Dr. 劉 ： そういった指示は実際どの施設でも見受けられることだと思う. **第1章**で言ったように1日の寝たきりで人は1年以上歳をとる. そして1週間の寝たきりで人は10年もの歳をとる….

看護師 ： 私, 無理.

研修医 ： あなたはお美しいから大丈夫ですよ.

看護師 ： きゃー♡

Dr. 小倉 ： ゴホン, ゴホン.

Dr. 劉 ： さて, まじめな話. 静脈血栓症の患者を, 例えば歩かせる場合には何が心配かな？

研修医 ： やっぱり肺塞栓になってしまわないかが心配です. 足の血栓が飛んでしまうのは考えるだけで恐ろしいです.

5　静脈血栓症のある患者の離床　157

1 "抗凝固療法が始まったら安静にしなさい" は根拠のない話

Dr.劉 : そうだね．でも実際はそれは理由にならないということがいろんな論文から報告されている．今までに静脈血栓症患者を対象とした「安静にした方がよいのか」「早期離床してよいのか」を検討した研究がいくつもあるんだけど，そのどれも，肺塞栓症の発症率や静脈血栓症が原因で死亡した可能性，静脈血栓症が悪化した確率などについてはすべて差がなかったことがわかっている[1, 2]．安静にしても，早期離床しても静脈血栓が肺に飛ぶ確率は変わらないってことだね．でも安静にすることで患者の社会復帰や，生活へ戻るのが大きく妨げられてしまう．安静か離床か，もうみんなはどちらを選ぶべきかわかっているよね．

研修医 : 早期離床しましょう！

看護師 : 肺塞栓症の発生率が結局変わらないなんて知らなかったわ．それじゃあ離床はしちゃだめ，安静にしなさいというのには根拠はないんですね．

Dr.劉 : そうなんだ．でも大切なことがあって，必ず抗凝固療法をしているということが前提だよ．どの研究もしっかり抗凝固療法をしたうえでの評価を行っている．もし静脈血栓があることがわかった場合は一度立ち止まって，しっかり抗凝固療法をしたうえで離床をするようにしよう．

看護師 : そうなんですね．でも抗凝固療法をしたらすぐ動いてよいんですか？

Dr.劉 : それはよい質問だ．それも実はしっかり時間を明記したガイドラインが出ているんだ[3]．図1を見てみて．

Dr.劉 : この図によれば，ヘパリンや，低分子ヘパリン，DOACなど，抗凝固の種類に応じてその後の対応が決まってくるからよく見ておくとよいと思う．よく使うヘパリンは，使用開始24時間以内は離床せず，24～48時間の間に血栓のチェックを受けて，48時間後から離床開始という指示になっているね．

研修医 : ほんとだ，はっきりこれぐらいから離床してよいということも書いてあるんですね．

158　ICUから始める離床の基本

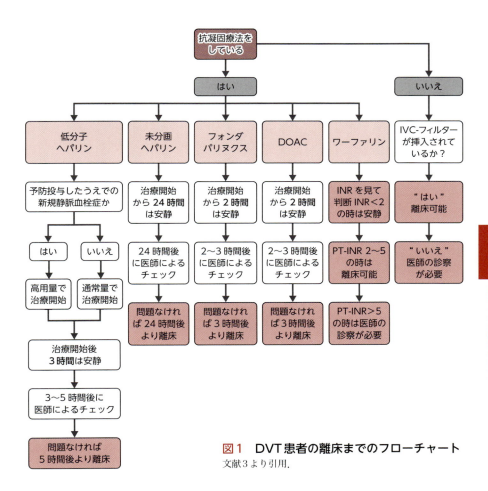

図1　DVT患者の離床までのフローチャート
文献3より引用.

Dr.小倉：わかりやすいよね！

Dr.劉　：これからは静脈血栓の患者を受けもっても安易に安静！なんて指示は出さないで，しっかり抗凝固療法をしてから動かすようにしようね．

研修医　：はい！

看護師　：でも，静脈血栓かどうかわからない場合はどうしたらよいでしょうか…？

Dr.劉　：それもよい質問だ！　さえているね！

研修医　：流石！　才色兼備とはこのこと！

看護師 ： きゃー♡

Dr. 小倉 ： もう，その辺にしときぃ．褒めた後のことは何も頭に入ってねーぞ（笑）．

Dr. 劉 ： ははは．いいんですよ，学習が楽しければ．

Dr. 小倉 ： 名言！

Dr. 劉 ： さて．たまに「この患者は静脈血栓がありそう」「右足だけ浮腫んでいるし…もし血栓があって，離床させたら…」なんて考えることがあると思う．そのときは，静脈血栓のスクリーニングをおすすめするよ．今は超音波でもとても精度の高い診断ができる．もし自分の受けもちの患者で，「これはもしかしたら…」なんて患者を診たら迷わず主治医と相談してスクリーニング検査を実施するのがよいと思う．もし血栓が見つかれば抗凝固薬を開始すればいいし．ないってわかったらそれはそれで安心でしょ？もし可能性がある場合は，もっと感度のよい次の検査に進めばよいと思うんだ．

研修医 ： もし自分で怪しいと思ったときは，そうするようにします！

Dr. 劉 ： 離床についても本当に多くの情報が氾濫しているけど，こうやって1個1個確かめていってね．でも忘れてはいけないのは…．

研修医 ： 社会復帰をめざす！

看護師 ： 元いた生活に戻る！ですね．

Dr. 劉 ： （笑）．

症例

診断名：頸椎骨折による頸髄損傷（C4/C5），完全四肢麻痺，病棟で痰詰まりによる気道閉塞）

80歳男性．階段から転倒し後頭部を強打．直後から四肢麻痺となった．救急搬送後上記の診断となった．緊急の除圧手術および頸椎固定術を施行した．その後病棟で経過を見ていたが，喀痰排出不良のため痰による気道閉塞を起こし緊急気管挿管となった．ICU入室後，気管支鏡による痰除去を行い，翌日の朝となった．改善傾向であるが不完全四肢麻痺は続いており，人工呼吸器設定はFIO_2：0.4，PEEP 8 cmH$_2$O であった．

離床アプローチの例：Dr. 劉だったらこう考える

朝診察時，左足と比べて右足に明らかに浮腫を認めた．病棟カルテでは数日前か

ら浮腫が認められているようであった．本日の離床は中止し，右下肢の超音波スクリーニング検査を依頼した．結果，大腿静脈に血栓があることが判明し，ヘパリンによる抗凝固療法を開始した．翌日，再度下肢超音波検査を行ったが，血栓の増加や増大は認めなった．抗凝固療法を開始して24時間が経過し，離床を行うこととした．前橋早期離床アルゴリズムによるとLevel 2となった．エルゴメーター，ベッド上のリハビリテーション，車いすに移乗するなどの選択肢を患者本人に提示した．本人の希望で車いすへ移乗し，車いすでのリハビリテーションを理学療法士にしてもらうこととなった．その他の空いた時間にはベッド上で神経筋刺激装置やエルゴメーターを試してみることとなった．

point

● 静脈血栓症の患者は抗凝固療法をした後に動かそう

● 抗凝固療法下では安静にしても早期離床しても肺塞栓の発症率は変わらない

● 心配な場合はスクリーニング検査を行おう

参考文献

1）Liu Z, et al：Bed rest versus early ambulation with standard anticoagulation in the management of deep vein thrombosis: a meta-analysis. PLoS One, 10：e0121388, 2015

2）Aissaoui N, et al：A meta-analysis of bed rest versus early ambulation in the management of pulmonary embolism, deep vein thrombosis, or both. Int J Cardiol, 137：37-41, 2009

3）Hillegass E, et al：Role of Physical Therapists in the Management of Individuals at Risk for or Diagnosed With Venous Thromboembolism: Evidence-Based Clinical Practice Guideline. Phys Ther, 96：143-166, 2016

5　静脈血栓症のある患者の離床　161

第3章 病態ごとの離床のヒケツ

6 各離床レベルでの工夫・注意点
～明日から使える離床のTips

Dr.劉 ： ここまで疾患別の離床について説明してきた．でも前橋早期離床プロトコールを実施するときの離床 Level 1～5（**第2章-3 表1**）について，まだしっかりとしたイメージがつかない人もいると思う．そんな人のために各離床レベルでの Tips を紹介しよう．でもこの本はいわゆる理学療法の教科書じゃないからこういうの気を付けて，という情報にとどめるよ．

看護師 ： それは助かります．ぜひ，明日の臨床ですぐ生かせる内容をお願いいたします♡

1 Level 1（体位変換，拘縮予防）

Dr.劉 ： まずは Level 1．内容は何だったかな？

研修医 ： いわゆる拘縮予防だったと思います．

Dr.劉 ： そうだね．拘縮予防や体位変換などが Level 1 では中心となる．つまり，全く動かせないほど重症とか，鎮静薬を使わなければいけない状態の患者が対象であるとイメージしてくれればよいよ．

看護師 ： 私の病院はこういう患者が実際に多いです．

研修医 ： 急性期はどうしても動けない時期がありますもんね．

Dr.劉 ： 拘縮予防も体位変換もこの状態の患者はすべて受け身だよね．だからわれわれの行うことが患者にとってしっかり有益になるように，害がないようにしないといけない．まずは拘縮予防だけど，これは実際看護師でも空いた時間にやることをおすすめするよ．理学療法士ばかりに任せるどうしても少しずつ拘縮が進んでしまうことが多い．1日1回のリハビリテーション介入というのがめずらしくないからね．だから看護師業務に拘縮予防をルーティンケアで入れてもよいかもね．

162　　ICUから始める離床の基本

看護師　：具体的にはどうすればよいでしょうか？

Dr.劉　：末梢の関節から1つずつ曲げていくんだけど，その際はグッと曲げるのではなくてエンドフィールという「これ以上曲がりづらい」ところをしっかり感じながら曲げるんだ．そのエンドフィールより先は骨性（骨と骨がカチッとこすれて抵抗を感じる）であればそれ以上攻めない，軟部組織性（軟部組織の表層が引っぱられるような抵抗感を感じる）であれば少しずつほぐしながら癒着をはがすようにゆっくりと進めていく，筋性（関節周囲の筋が引っぱられているような張りがある）であれば持続的にストレッチするという具合にその原因によって対処法が変わるから，疑問に思ったときは何性のエンドフィールかを理学療法士に聞くのもよいかもしれないね．拘縮予防も手や足だけでなく頸部を前後屈させたり体幹部を側屈回旋させたりして呼吸筋をほぐすことも，実は換気量維持のために有用なんだ．

看護師　：頸部や体幹の拘縮予防はあまりイメージがありませんでした．

研修医　：体位変換にも何か工夫があるんですか？

Dr.劉　：体位変換はもちろん褥瘡予防という意味もあるけど，その体位変換を左右方向に45°，90°（いわゆる完全側臥位）とすることで肺の理学療法にもなることはいいよね．でもここで注意が必要なことが何点かあるよ．例えば，肩の下には枕を入れて骨盤や足の下には何もクッションを置かないと体がねじれる形になってしまう．骨盤や肩甲帯などが傾いて脊椎や筋肉，靱帯にも負担をかけてしまう．肩関

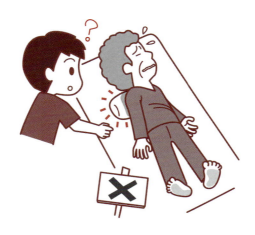

節が亜脱臼することもあるんだ．だから体位変換のときは必ず体幹の線を意識して，まっすぐになるようにクッションや枕の配置を考えよう．

2 Level 2（ベッド上座位，ベッド上リハ，エルゴメーター）

Dr.劉 ： Level 2はベッドに横たわる必要はないけど，端座位をとれるほどの筋力がない，元気がないような人が対象だ．このLevelは本当にいろいろなやり方があると思うんだけど，1つは最近の多機能ベッドを使う方法だ．なかには端座位のようなポジションをとれるベッドもあるんだ．もちろんこの際も体幹がずれないようにクッションなどを配置しよう．座位ポジションをとると同時に肩周囲の運動や拘縮予防も一緒に行うと効果的だね．上肢を外転位に30°以上（45°や60°）にすると肩周囲の運動にもなるし，胸郭が広がりやすくなり換気量の維持にもつながるよ．

研修医 ： そういったやり方もあるんですね．

看護師 ： 実はうちのICUでは座位をとれるベッドがないんですが…．

Dr.劉 ： もしこういう機能がないベッドを使っていたら，まずはギャッチアップ30°や45°など，上半身の挙上を行うことが多いんじゃないかな．その際はベッドを起こす支点を大腿骨の大転子付近になるように調節すると患者さんは楽だよ．ギャッチアップのポイントが腰椎あたりだと体がお腹のところでくの字に曲がってしまうから腹圧は上がって苦しいし，換気量も下がってしまう．

研修医 ： それは確かに…つらい姿勢ですね．

Dr.劉 ： もしギャッチアップのせいで腰痛や腹痛が出現して鎮痛薬を増やすことになったら目も当てられないからね．

看護師 ： ギャッチアップは結構するんですが，他に注意点はありますか？？

Dr.劉 ： もう1つ大事な注意点がある．それはギャッチアップした際は必ず頸部を伸展位にならないように枕やクッションなどで調整することだ．もし，長時間伸展位を続けてしまったら，呼吸補助筋や胸鎖乳突筋が伸長してしまったり，嚥下筋群や頸部筋群の筋活動力の低下の結

果，誤嚥しやすくなったり，嚥下がしづらくなったりするんだ．抜管はできても，唾をのみこめなくて誤嚥をくり返す事例をよく聞くんじゃないかな．頸部には少なからず注意を向ける必要があるね．

看護師：抜管したその日の夜に誤嚥した人も結構みたことあります．もしかしたら嚥下機能がかかわっていたのかも…．

研修医：ギャッチアップも意外と工夫できるところはあるんですね！

Dr. 劉：次はベッド上リハについてだ．ここではいろんな方法を用いることができる．ボールを使ったレクリエーションを入れて上半身のトレーニングをしたり，臥位で使用できるエルゴメーターを使って下肢の運動をしたりもできる．でも，筋力がない場合にはしっかり膝のところを支えてあげる必要があるから注意してね．他にも神経筋刺激装置を使うこともできる．自分の施設でどんな工夫ができるのかを理学療法士や看護師と一緒に考えてみてほしい．

3　Level 3（端座位）

Dr. 劉：次はいよいよ患者がベッドから離れていくよ．端座位について考えてみよう．

看護師：端座位のときは足を地面に着いた方がよいのか，着かなくてもよいのか疑問に思うことがよくあるんですが，どうですか？

Dr. 劉：それは足台でもよいから足を接地する方がよいと思うよ．いわゆる**支持基底面を増やす**ことが目的なんだ（図2）．もし足が宙に浮いている状態で端座位をとると，骨盤が唯一の体の体重を支える支点に

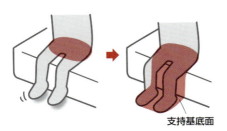

図2　支持基底面の変化

なってしまい，その支点周囲の筋肉や，骨盤周りの筋肉，例えば脊柱起立筋などにも不要な負担・負荷がかかってしまう．足を着くとその支点の範囲が広がって身体がより安定するんだ．

看護師 : なるほど，確かにそれは大事ですね．支持基底面を増やすコツはありますか？

Dr. 劉 : 支持基底面を増やすには，ベッドの端と膝の裏にこぶし1つ分程度あけた深さでベッドに座るようにしたり，エアベッドを使用している場合はベッドを硬くするなど座りやすく調整するのがよいといわれているよ．

研修医 : 支持基底面を意識するようにしてみます．

Dr. 劉 : もし，足を上手く着けても体幹や骨盤が前傾姿勢になってしまってはやはりよくない．もちろん過度に後傾するのもね．端座位をとっているときは体幹部の背筋が伸びるようにし，両方の肩甲骨を寄せるように胸部を広げると胸郭も広がって患者さんはきっと楽になると思うよ．

研修医 : 肩甲骨をずっと寄せるってのも大変ですよね．

Dr. 劉 : そうだね．だから前橋赤十字病院ではよく，移動式の机を手台にして肘や上肢を置くことで支持面を増やして対応しているよ．その間に机の上で筆談を楽しんだり，足踏みをして家族を含めたみんなで回数を数えたりするとあっという間に時間は過ぎて患者も達成感を感じることができるんだ．

看護師 : リハの布陣はどんな形で行っているんですか？

Dr. 劉 : Level 1，2では主に理学療法士や看護師が主役だったけど，前橋早期離床プロトコールではLevel 3から医師が参加する（**図3**）．医師，看護師，理学療法士の3人が基本的なチームだ．具体的には，理学療法士にはやはり患者の身体をメインに見てもらって，支持基底面がしっかり広げられているか，姿勢がどうか，肩甲骨などを上手く使えているかなど見てもらい，そのつど評価してもらっている．その間医師は人工呼吸器チューブや人工呼吸器のモニター，そして血圧，脈拍やSpO_2といったモニターと患者本人の呼吸状態などをモニタリングする．CVやECMOのカニューレ，胸腔ドレナージチューブなどがあるときはそれらも併せてモニタリングしてもらっている．看

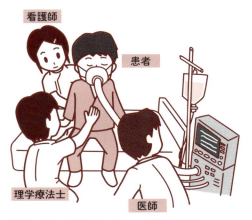

図3　リハビリテーション時の布陣

　　護師には外回りとしての役割や，患者が転倒しないように支持したり，医師の補佐などの役割があるよ．実際は体幹の筋力が弱い患者が多いから，支持に回ってもらうことが多いかな．その場合，もう1人手の空いた看護師がいれば，外回りの役をお願いすることもあるかな．

看護師：なるほど，動きが少しわかってきました．

4　Level 4（車いすへの移乗）

Dr. 劉：もし患者が，端座位をすっととれるぐらいまで筋力が改善してきたら，次は車いすへの移乗というステップになる．ちなみに，全介助で患者をみんなでもち上げて車いすに移動するのは，患者にはあまり負荷がかかっていないからLevel 1という扱いになるよ．

研修医：よっこいしょってやつですね！

Dr. 劉：そう．このLevel 4でも工夫できることはあるよ．例えばベッドから車いすに移動するとき患者の足の間に介助者の片足を入れて膝をはさむことで膝折れを予防したり，ベッドから移動する前には患者に

体幹を十分に前傾した状態で介助者に寄りかかってもらってから移動するとよいよ．

看護師 ：なんで前傾姿勢が必要なんですか？

Dr. 劉 ：前傾することで重心が足底に移動して起立しやすくなる意味合いがあるんだけど，それが不十分だと起立時に患者が介助者を自分の方に引っ張ったりしてしまうんだ．そうなると介助者の力をフルに使わないと患者が起立できなくなるから介助者の疲労と腰痛につながることがある．

研修医 ：なるほどなぁ．確かに支える人の腰痛などのケアも必要ですもんね．

Dr. 劉 ：早期離床はみんながハッピーにならないと意味がないからね．患者はハッピーになって介助者，つまりわれわれがアンハッピーになってもこの試みは持続性がなくなると思うんだ．また，Level 4からは実際に患者さんも地に足を着けて身体を支える必要があるから，転倒しないようにベッドサイドにいる医師や看護師はしっかり観察しないといけないし，いざというときすぐ対処できるようにする必要がある．足関節の底背屈や，手の掌握運動などもLevel 4以降の負荷が多い運動の前の準備運動としてすすめられるよ．準備運動をすると，いきなり起立したときと比べて交感神経の過活性などが抑制できて（急激な心拍上昇や血圧上昇を抑制できる）患者にとっても安全な離床にすることができるから，ぜひやってみてほしい．

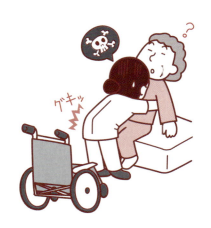

5 Level 5（立位，足踏み，歩行）

Dr. 劉 ：最後はいよいよ立位，足踏み，歩行とICUでできる早期離床の最終形態だ．ここまでくると後は患者の回復をいかに上手に引き出し，か

つ転倒などの有害事象が起こらないようにするかが大切だ．

看護師：立位や歩行はどうしても転倒が不安になってしまいます．

Dr. 劉：そうだね，特に膝折れなどはどうしても起きてしまうことがあるから，その対処や工夫を知っておくことはとても大切だ．簡単なことでいうと患者の対面にいる介助者は両膝で患者の膝を挟んだり，患者さんの膝の前に自分の膝を置くことで急な膝折れを予防できるよ．今では膝が固定できるようなウォーカーもあるからこれらを使用してもよいと思う（図4）．

研修医：転倒しないようにいつもズボンをもっているのですが，それもよいんですか？

Dr. 劉：膝折れのためにズボンをもつことが多いのは確かだけど，ズボンやおむつの把持だけでは案外と介助しきれない場合があるんだ．膝折れしたときにズボンだけもっていると，ズボンの中で姿勢が崩れることがあるし，おむつをもつと破れることもある．

研修医：介助者はどこに気を付けたらよいでしょうか？

Dr. 劉：膝折れの他にはやはりよい姿勢を心がけるべきだと思う．例えば骨盤は正中位にしてなるべく体幹部を伸展（背筋を伸ばして）するように意識してもらった方が，立位も足踏みも歩行も患者さんは楽だし介助者の負担も減る．介助者が支える位置はズボンやおむつではなくて，骨盤や腋窩がいいね．骨盤が正中位になっているかを具体的にみるためには，立位では上前腸骨棘と上後腸骨棘を触って，上

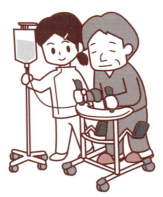

図4　ウォーカーを使用した歩行練習

前腸骨棘に比べて上後腸骨棘が2横指程度上にあれば骨盤が正しい位置になっていると判断することができるよ.

看護師：そういうふうに考えられるんですね.あまり触ったことがなかったです.

Dr. 劉：上後腸骨棘が上前腸骨棘より2横指以上上に触れられる場合は骨盤が前傾していて,それより少ない場合（1横指やほぼ同レベル）は後傾していると考えて指標にすることができるんだ.

看護師：今度介助に入るときはその腰回りの位置関係に注意してみてます.

Dr. 劉：立つときも,端座位で机を使ったみたいに毎回ウォーカーを使って,患者が手をかけられる場所をつくることも有益だと思うよ.

研修医：この前,病棟の患者さんが起立するときに僕の手をもってもらったのですが,思っていた以上に強い力で引かれて,一緒によろめいてしまいました.やっぱりウォーカーが毎回あると便利ですよね.

看護師：歩行については,血圧などのモニターも一緒に動かさないといけないですか？

Dr. 劉：そんなことはないよ.歩行のときはなるべく不必要なもの,一時的に中止できるものははずすように心がけているよ.点滴は最小限か,全くしないしないこともあるし,モニターもSpO_2は指にはめる小さいパルスオキシメーターに変更してそこで脈拍とSpO_2をモニタリングしている.血圧は間欠的な血圧測定器を腕に巻いたままにして適宜はかれるような状態にしているよ.

研修医：なるべく身軽にするという感じですね.

Dr. 劉：そうだね.歩行しているときは両サイドに介助者を配置して,人工呼吸器などをつけているときは医師に人工呼吸器チューブの管理やパルスオキシメーターのモニタリングをお願いしている.突然の疲労や,めまい,膝折れに対応するためにも,適宜後ろに車いすの準備などもしているよ.

研修医：なるほど,準備は万端にして行っているんですね.

Dr. 劉：あとはいかに歩行中患者に楽しんでもらえるかを考えることも大切だ.ただの歩行訓練だけではつまらないしね.例えば,患者さんの家族に付き添ってもらったり,昨日はあそこまで行ったから,今日はここまで行きましょうと目標をつくったり,音楽を流しながら歩

行してもよいと思う．こういったところに患者さんの嗜好を入れる
のもよいね．ICUで歩行の段階まできているような患者は，かなり
病態が改善してきているか，病態は定常状態でも足腰の筋肉がまだ
保たれている人が多いと思う．あとは治るまでのよい循環を生むこ
とが大切なんだ．病は気からということわざがあるけど，いかに患
者自身に離床を楽しんでもらって，明日への活力にしてもらうかと
いうのも，この離床提供者としてのわれわれの大事なミッションだ
ということは心にとめておこう．

point

- 離床の各レベルにおけるTipsを確認しよう
- 離床時にいかに患者さんが楽しめるかを考えるのも大事なミッションの1つ
  です

6　各離床レベルでの工夫・注意点　　171

第3章 病態ごとの離床のヒケツ

7 ECMOの離床
～高い安全性の維持が ECMO 離床のキモ

Dr.劉 ：2人ともお疲れ様．かなりいろいろ話してきたね．少しはわかってきたかな．

看護師 ：はい．離床の世界ってすごくおもしろいんですね．

研修医 ：なんで医学部の勉強にこういった内容が入っていないんでしょうか．医学生にこそ必要な気もしますけどねー．

Dr.劉 ：僕もそう思う．離床についてをぜひ学生時代から考えてもらえると，医療のめざす世界がもっと患者の生活中心になっていくと思う．さて最後はついに…ECMO（ExtraCorporeal Membrane Oxygenation：膜型人工肺），特に呼吸不全となり自身の肺では生存が困難になった患者を対象とした呼吸ECMO，V–V ECMOの離床だ！ V–A ECMOという心肺停止患者に使うような種類もあるけど，今回はV–V ECMOに絞ってお話しするね．

研修医 ：最後の最後に待ってましたー！ やっぱ人工心肺装置って未来がありますよね！

Dr.小倉 ：へ．そんなにECMOに興味があったなんて知らなかったなぁ．

研修医 ：ありますよー！ だって，小倉先生の『やさしくわかるECMOの基本』[1]，読みましたからー!!!

Dr.劉 ：…と，研修医が言っています…小倉さん．

Dr.小倉 ：うむ，よい心がけだ．これからも頼むぞ．

看護師 ：営業すんなー．

Dr.小倉 ：てへ（笑）．

Dr.劉 ：でもさ，ECMOは今まで助からなかった人が助かる可能性が出てくる治療法だよね．だから，未来を感じるのもわかるな．僕も，今は海外でECMOの研究をしているんだもん．

Dr.小倉 ：JAPANから資機材まで持ち込んでいるもんね！

172　ICUから始める離床の基本

Dr. 劉 ：持ち込ませたのは小倉さんでしょ（汗）.

Dr. 小倉 ：ぎゃはは（笑）.

Dr. 劉 ：何はともあれ，ECMOは可能性の大きい治療選択肢の1つだよね．でもECMOの離床は今まで以上の安全意識と細心の注意が必要になる．みんなが感じているように，ECMOの患者はメチャメチャ重症！ ICUで診る患者のなかでは，最重症と言っても過言じゃないね．そういった患者の機能障害や社会復帰率がどうなっているか知っている？

研修医 ：知らないです…．もしかして，一番最初に教えていただいたARDSの患者より悪い…ですよね．

看護師 ：だって，最重症のARDSの人がECMOにのってるんでしょ？

Dr. 劉 ：そのとおり．呼吸不全が原因でV–V ECMOを導入した患者は，身体や認知の機能障害がECMOを必要としない患者のそれに比べると格段に悪くてさ，当然社会復帰率もメチャメチャ低い[2, 3]．みんなが感じるまま，そのとおりだ．

看護師 ：普段のECMO患者の看護も，清拭や体位変換のときなど，ECMOのカテーテルが抜けないようにとても気を使っています．それを離床する…動かす…となると…かなり抵抗ありますね．

Dr. 劉 ：うんうん．わかるわかる．

1 ECMO離床の第一歩は上手なECMO管理から

Dr. 劉 ：実際，ECMOの管理はエキスパートの力が必要なんだよね．離床をしないECMOでさえ今は経験が豊富なセンター化された施設での管理が推奨されている．離床についてもそうで，しっかり経験のあるエキスパートの指導のもとに離床を試みる必要がある．なんたってECMOがしっかり管理されないと患者の死に直結するからね．だからECMOの離床を考えるときに一番最初に考えてほしい大切なことは，いかに上手にECMOの管理ができるかなんだ．それができてはじめて次に進める．

看護師 ：なるほど，ECMOの管理が上手く安全にできる施設でECMOの離床をトライすべきということですね．

7 ECMOの離床 173

Dr. 劉 ： そういった意味では，各施設で看護師や理学療法士，臨床工学技士などと一緒にECMOマニュアルをつくってECMOの管理を勉強したり，シミュレーショントレーニングをして有事の対応や合併症について勉強したりすることは，施設のECMO習熟度を高める非常によい取り組みだと思うからぜひ行ってほしい．ECMO患者は大なり小なり何らかの合併症トラブルを抱えることが本当に多いから[4]，その管理もしっかりできないと，離床になんてたどり着けないよ．

研修医 ： ぜひECMOの勉強会とかシミュレーションに参加したいです！

Dr. 小倉 ： 来月に前橋赤十字病院でシミュレーションがあるから，声かけるね！

看護師 ： 私もー．

研修医 ： よろしくお願いします!!

---

2 awake ECMO ～ECMO離床への最大の障壁

Dr. 劉 ： ECMOの管理法や合併症の対処法については，成書に任せよう！

Dr. 小倉 ： むむ，それは『やさしくわかるECMOの基本』を読め！ってことかな？

Dr. 劉 ： あ…，はぁ，うん，まぁ（苦笑）．

Dr. 小倉 ： なんてデキる後輩♡！

Dr. 劉 ： あ，はぁ…（ELSO公認のRED BOOK[5]でもよいけど…）．

Dr. 小倉 ： よし！ 次！

Dr. 劉 ： さて，ここでは，ある程度施設としてECMO管理が成熟しているものと仮定するね．ECMOの管理ができるようになってきたら，次の段階はawake ECMOをめざすんだ[6]．つまりECMO患者を覚醒させるってことだね．

研修医 ： 先生．単純に人工呼吸器の患者みたいに鎮静薬を切って患者を起こしてみるというのはダメなんですか？

Dr. 小倉 ： そりゃあ厳しいぜ!?

Dr. 劉 ： 確かにそれで上手くいくときはよいかもしれないね．でもECMOの患者は何度も言うけど"超重症"．自分の肺が全く機能していないか

174　ICUから始める離床の基本

らV–V ECMOになった．その患者を覚醒させるのも，一筋縄ではいかないんだよ．何より，ECMOを導入する大きな目的は"**障害を受けた肺がこれ以上傷つかないために休ませる**"ためにっていうECMO治療の原理を忘れちゃだめね（Lung Restの治療原理）．ECMO患者を覚醒したときも，このLung Restを絶対に維持しなくてはいけないんだけど，実はこれが難しいんだ．

Dr. 小倉：まぁ簡単に言ってしまえば，患者は苦しいわけです．

Dr. 劉：鎮静しているときは呼吸回数10回/分ぐらいで，プラトー圧も18 cmH_2Oで管理できていた（プラトー圧25〜30 cmH_2O以下が推奨閾値）のが，覚醒した途端に呼吸回数40回/分，プラトー圧30 cmH_2O越え！なんてのもザラにある．だからこのLung Restという状態を維持しながらいかに覚醒を得られるかが次の段階だ．

研修医：うわー，すごく難しそうですね…．

看護師：鎮痛薬や鎮静薬をOFFにすることは難しそうですね…．

Dr. 劉：そうだね，実際そういった薬をゼロにできる人は稀だと思う．肺移植待ちの肺以外に臓器障害がない患者だったら上手くawakeで管理できることが多いけど，日本はまだまだ移植ではなくて自己回復を目的としたRescue TherapyとしてのECMOが主流だから（敗血症性ARDSなどが対象），患者は複数の臓器不全をもったより重症な患者が多い．

看護師：そんな重症な患者さんを起こすなんて…．どんなマジックを使っているんですか？

Dr. 小倉：モルヒネ！

看護師：モルヒネー!!???

Dr. 小倉：そう．モルヒネはね，まず，**ECMO回路に吸着されない**っていう点でフェンタニルより優れている．そして緩和ケアの領域でも，呼吸困難に対する麻薬はフェンタニルよりモルヒネの方が第一選択だ．咳反射が強い場合には，コデインなんかも併用したりするね．

看護師：へー．ICUではモルヒネはあまり見かけなくなりましたが，ECMO患者では，まだまだ出番がありそうですね．

Dr. 劉：患者の苦痛って，痛みや苦しさみたいに，いろいろあるんだよ．その他にも，ちょっとだけ鎮静薬を使ってみる，例えばデクスメデト

7 ECMOの離床

ミジンを使ってみたり，プロポフォールも使ってみたり．工夫しな
がら最重症患者を覚醒させるの．ECMOの離床では，Lung Rest状
態での心地よい覚醒を保つのが，awake ECMOに到達するうえで一
番難しいことだと思うよ．

看護師 : でも患者の社会復帰，生活に帰るためですものね！

Dr.小倉 : いいこと言う！ そのとおり，今日はawakeにできなくても明日はで
きるかもしれない．さっき言ったようにECMO患者は重症だし，動
けないからより早く機能障害は起こるし社会復帰も遠のく．毎日毎
日，エビデンスに基づいた創意工夫をくり返しながらawakeできる
かチャレンジすることが大事だね．

Dr.劉 : しかし小倉さん，これは『やさしくわかるECMOの基本』には書い
てなかった内容ですねぇ．

Dr.小倉 : そういう社会復帰への方向性は示したけどね．でもあの本は，あく
まで"基本"だから．離床を完璧に達成しようと思ったら，離床は
ECMOの"基本"じゃなくて，かなりのadvanceだよ．

Dr.劉 : ですね．そういう意味では，やっぱりECMO離床は上手なECMO管
理がはじめの一歩だってことは，すっごく的を射ているんですね．み
んなもECMO患者さんをよりよい離床にもっていけるように，しっ
かりECMOの基礎を勉強しようね！

研修医 : はい！

3 いかに安全な離床を行うか

Dr.劉 : 上手くawakeにすることができたら，最後はいかに安全に離床まで
もっていくかを検討するんだ．前橋赤十字病院ではECMOの離床も
前橋早期離床プロトコールを使って評価している．同じように呼吸・
循環・意識を評価して，できうる最大レベルの離床をめざすんだ．も
ちろんawakeにできなかったらこの意識評価の段階で，全員Level
1＝拘縮予防のリハビリテーションになってしまうんだけど…．

1) マンパワー

看護師 ： でも先生，離床させようと思ったらやっぱり普段よりもマンパワーが必要ですよね？

Dr. 劉 ： 必要！ 前橋赤十字病院では医師・看護師・理学療法士が基本メンバーって言ったけど，端座位や歩行時にはそれに加えて看護師のヘルプや臨床工学技士のヘルプも呼んでいたよ．

研修医 ： 臨床工学技士さんも呼ぶんですか？

Dr. 劉 ： うん．歩行時はECMOの機械も一緒に動かないといけないでしょ？ だから機械トラブルに備えてECMO装置自体の専門的知識が豊富な臨床工学技士のヘルプもきっと必要だと思うよ．もし余裕があればもう1人医師がいたら尚ベストだね．

Dr. 小倉 ： イギリスでは，看護師，ECMO specialistというECMOに精通した看護師，ME，あとICU専属の理学療法士とで離床していたっけな．ECMO specialistは，ほぼほぼ医師の役割を担っていたね．

看護師 ： 歩行なんてものにチャレンジするときは5〜6人は必要ということですね．

Dr. 劉 ： 端座位までだったら4人ぐらいで何とかなるかもしれない，でも歩行になるとやはり人数は必要になるだろうね．前橋ではECMOで歩行する際はスタッフの配置を図5のようにやっているよ．

Dr. 劉 ： この患者さんのときは，医師には挿管チューブや人工呼吸器，ECMOチューブが抜けてないかとかキンク（折れ曲がっていない）を確認してもらいつつ，バイタルサインや状態を有害事象離床ストップ基準に合わせてモニタリングしてもらった（**第2章-4 表2**参照）．看護師のうち1人は患者移動などのサポート役になってもらって，もう1人いたら，何か必要なものが出たときや微調整してもらいたいときの外回り的な役割をお願いしたよ．理学療法士には患者の身体の使い方，体重移動などを指導してもらいつつ全体の介助をしてもらって，臨床工学技士にはECMO装置がちゃんと機能しているか，流量の変動をチェックしてもらったり，機械の移動をお願いした．

研修医 ： 確かに，これはECMOが上手く管理できるチームでないと危ないですね．

Dr. 劉 ： そうでしょ？ ECMOの離床では今まで以上に安全に意識を向ける必

7 ECMOの離床 **177**

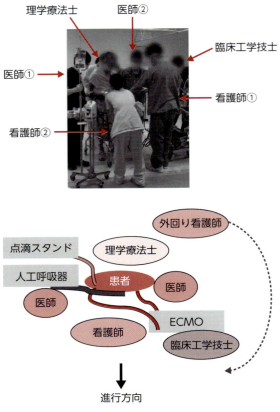

図5 ECMO離床時の人員配置

　　　　要がある．でもそれは危ないからやってはだめということにはならないからね．何回も言うように，ECMO患者の長期予後はあまりよくない．社会復帰は他の人より遠い．だからECMOをしていても，社会復帰に向けて，離床は必ずめざさないといけない．そうでないと患者さん本人にも希望が見出せないから．

看護師：そうですね．患者さん自身が感じる"希望"．大事だと思います．

2) 臨床のタイミング

研修医：しかし先生．通常の早期離床は，2〜3日以内がよいかもしれないというお話でしたが，ECMOがついた患者さんではどうでしょうか？

Dr. 劉 ：2〜3日という短い期間では，正直なところ厳しいと思う．前橋赤十字病院では大体4〜7日の間に離床ができるようになった人が多かったかな．2〜3日目はしっかり管理して，それからawakeをめざして1週間以内に離床を達成する．もちろん病勢との兼ね合いだけど，ECMOの離床ではそんなイメージをもっておくとよいと思う．

3) 合併症

研修医 ：はい．なんか，いける気がしてきました．ちなみに確認なんですけど，座ってもECMOのカニューレって折れ曲がったりしないんですよね…？

Dr. 小倉：Good question！ 昔のECMOカニューレはダメだった．折れ曲がってECMOの流量が落ちてしまって．でも，今のカニューレは内腔が金属コイルで補強されているので，折れ曲がらなくなって内腔が閉塞することはない．ただしカニューレの先が血管壁にあたったり，カニューレ先がずれて脱血が悪くなったりするトラブルは離床中にたまにあることだから，ECMOの流量もしっかり確認しながら離床をしようね．あと，ECMOの刺入部から出血することもあるから注意して観察してね．

Dr. 劉 ：出血には注意しないといけませんよね．ECMO中の合併症で一番多く，かつ致死的になることがあるからね．ECMO中は抗凝固療法としてヘパリンを使用してAPTTで管理していることが多いと思う．APTTも離床のときは40〜60秒（なるべく40秒より）にしたり，血小板が低い状態（2万/μL以下）で行わないなど凝固にも注目する必要があるよ．

研修医 ：ECMOの臨床って考えることが本当に多いですね！

Dr. 劉 ：ECMO患者の離床は，本当に最上級．離床によってカニューレの位置が変わって脱血不良になったり，カニューレ挿入部から出血してそれが全身の凝固線溶系に悪影響を及ぼしたり．そういったトラブルの他にも，離床するために酸素が必要になるので，その分の酸素供給量を増やしたり，それを達成するためにECMO設定を上げたりしなきゃならない．韓国のとある大学ではECMOの離床中は人工呼吸器のFIO$_2$を100％にしている施設もあったよ．機械の調節，患者の観察，カニューレなどの付属デバイスの観察，全部をやらなくちゃ

7 ECMOの離床 **179**

いけない．普段の離床以上にECMOではいかに医師が多職種のリーダーとして指揮をとることが重要かというのがわかるよね．前橋赤十字病院のプロトコールは医師をリーダーに据えていたから，そのままの形でECMOの離床にも応用できた．

看護師 ：やっぱりECMOの離床は最難関ですね．でもECMOの患者が離床できるようになったら，ICUのレベルもかなり上がっている証拠ですよね．頑張ろうと思います！

Dr. 劉 ：ECMOの離床をめざすことによって，その過程でチームとしての成熟度も上がるし，なによりECMOの患者を動かすことができたという喜びが，きっと次のステップ，次のレベルにICU全体を押し上げてくれるはずだよ．

point

- ● ECMO患者は他のICU患者より機能障害が重く，社会復帰率は低い
- ● ECMOの離床のためにはまずECMOがしっかり管理できないといけない
- ● ECMO患者をawakeにすることが一番の難関である
- ● ECMO患者の離床は人数をかけて，安全性を意識して

まとめ

　本章では実際の離床をどのように進めるか，どんな困難に遭遇して，そして対処するのかを中心に説明しました．全国的に，ICUの患者は年々増える一方です．そのうえ，患者は高齢化が進み，糖尿病や心不全といったもともとの基礎疾患を合併していることも多く，ICUに入室してくるころには病態が多様化，複雑になっている症例が多いように感じます．患者は重症になればなるほど臓器障害が増え，そのたびに1つずつ医療デバイスが増えていき，そして社会復帰が遠のいていきます．その流れをわれわれはどこかで断ち切る必要があります．

　早期離床は疾患の治療にはあまり効果はないかもしれません，しかし，社会復帰できないという悪循環の流れでは大きな力を発揮する可能性があります．1つ1つ医療デバイスや薬剤が増えることは家族や医療従事者の気持ちを暗くさせるかもしれません，離床することへの抵抗を生むかもしれません．しかし，この困難な状況にこそわれわれは未来に思いを馳せ希望を抱かねばなりません．患者と家族を先導するものとして前を向かなければなりません．このデバイスが1

つ減れば社会復帰できるまで，元の生活に戻るまでの階段を一段登れる，この薬が終了することは日常生活をとり戻す一歩だと，われわれは患者家族と喜びを共有することができるのです．

　重症だからと離床を含めた社会に帰るための試みを避けることは許されません．失敗を恐れて，安全にしがみつき，患者が社会に帰る機会を失うことは許されないのです．対処法はしっかりと存在しています．われわれがなすべきことは，ただ治療することだけではなく，患者と家族に未来に光があると示すことだと思います．

参考文献

1）「やさしくわかるECMOの基本」（氏家良人/監，小倉崇以，青景聡之/著），羊土社，2018

2）Hodgson CL, et al：Long-term quality of life in patients with acute respiratory distress syndrome requiring extracorporeal membrane oxygenation for refractory hypoxaemia. Crit Care, 16：R202, 2012

3）Schmidt M, et al：The PRESERVE mortality risk score and analysis of long-term outcomes after extracorporeal membrane oxygenation for severe acute respiratory distress syndrome. Intensive Care Med, 39：1704-1713, 2013

4）Brodie D & Bacchetta M：Extracorporeal membrane oxygenation for ARDS in adults. N Engl J Med, 365：1905-1914, 2011

5）「Extracorporeal Life Support: Elso Red Book 5th Edition」（Brogan TV, et al, eds）Extracorporeal Life Support, 2017

6）Lindén V, et al：High survival in adult patients with acute respiratory distress syndrome treated by extracorporeal membrane oxygenation, minimal sedation, and pressure supported ventilation. Intensive Care Med, 26：1630-1637, 2000

第3章 病態ごとの離床のヒケツ

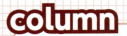

⑧早期離床・リハビリテーション加算

　平成30年度の診療報酬改定でついに，特定集中治療室における早期離床・リハビリテーション加算に点数がつくことが決まりました．それも1日1人につき500点という大きな点数です．国がICUで行う早期離床の重要性を評価し，そしてICU重症患者の社会復帰に重きを置き始めていることを実感した瞬間でした．この本を執筆している現在は，いろんな施設でこの加算の取得を検討していると思います．しかし，この要件や基準を見ると，やはりICUもある程度のレベルに達することが必要ということがわかります．

　まず，算定要件①には加算はこうかかれています．

　「14日を限度として所定点数に加算する」つまりお金をあげる代わりに14日以内に退室をめざせというお上からのプレッシャーです．しかし，前橋赤十字病院では前橋早期離床プロトコールを導入した後ICU入室期間は格段に短くなり，多くの患者は14日以内に退室ができています．早期離床プロトコールの導入は結果としてこの14日以内という目標を達成させてくれます．

　算定要件②には「特定集中治療室に入室した患者に対し，患者に関わる医師，看護師，理学療法士，作業療法士，臨床工学技士等の多職種と早期離床・リハビリテーションに係るチームとによる総合的な離床の取組を行う」とあります．細項として，

1) チームは，当該患者の状況を把握・評価した上で，当該患者の各種機能の維持，改善又は再獲得に向けた具体的な支援方策について関係学会の指針等に基づき患者が入室する治療室の職員とともに計画を作成する．
2) 当該患者を診療する医師，看護師，理学療法士，作業療法士，臨床工学技士等が，チームと連携し，当該患者がICUに入室後48時間以内に，当該計画に基づく早期離床の取組を開始する．
3) チームは，当該計画に基づき行われた取組を定期的に評価する．

　これを見たとき，「これ前橋早期離床プロトコールやん！」っとおもわず

口に出てしまいました.

　まず1）では社会復帰をめざした離床計画を患者の情報をもとに立案するよう述べられています．これはつまり患者の人生をICU入室時になるべく把握しようということです．この患者の社会復帰のために何が一体必要なのかを考えるのが第一段階だと言っています．2）では多職種チームの介入を48時間以内にするよう要請されています．多職種チームの結成がここでも推奨されていますが，残念ながらこの文言は一言足りない．「志を同じくする情熱の灯った」多職種チームの結成をすることが離床文化の形成には必要不可欠です．48時間以内という指定も厳しいように見えますが，2～3日以内の離床のタイミングがよいかもしれないという理論と合っておりこの機を見逃してはいけないというお上からの警報なのです．前橋赤十字病院ではこの介入までのラグをなるべく短くするため入室時に全例リハビリテーションオーダーを行い入室当日または翌日にはリハ医による評価を経て，離床介入を行っています．集中治療医や看護師の細かい修練期間の設定がありますが，これは満たす他ないでしょう．3）では定期的な評価とあります．つまりこれは現場の声を聴けということです．前橋早期離床プロトコールをつくり上げた流れは，集めて，調べて，生み出して，やって，声聴き，手を加えるでしたが，最後のスタッフの声を聴き，手を加えるという作業を怠るなということです．前橋赤十字病院では，スタッフの声をもとに現在はプロトコールに痛みやせん妄の評価を入れたversion2の運用を検討しています．やりようはいくらでもあります．ICU朝ラウンドで患者プレゼンテーション時に離床についてのコメントを入れてもらうようにしたり（昨日はこれができて，今日はこれをやって，目標はこれですなど），チームの誰しもが一目で患者の離床状況や課題が評価できるように統一したカルテ記載のテンプレートの使用もよいかもしれない．この本で紹介した前橋赤十字病院の離床の取り組みは，政府の要求する水準をことごとくクリアしていたのです．ぜひ参考にしていただければと思います.

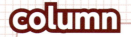

⑨離床困難症例

【症例1】V-V ECMO鎮静を減量するとLung Restを維持できない症例

　つまり，深鎮静を余儀なくされる症例だ．すべての患者が問題なく覚醒がえられるとは限らないのが現実であり，少なからずこのような患者がいる．前橋赤十字病院のプロトコールに従うと，こういった患者は必ずLevel 1となり拘縮予防の受動的リハビリテーションと体位変換の介入のみとなってしまう．われわれはそれ以外にも何かできないのだろうかと頭を悩ませた．いざ覚醒したときに手足が硬い，動かないでは社会に帰れない．調べてみると院内にもいろいろな離床デバイスがあることが判明した．候補はエルゴメーター，神経筋電気刺激装置などだ．まずはエルゴメーターを試してみた．

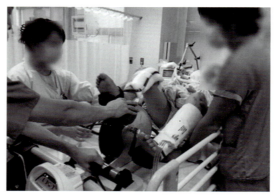

ICUスタッフとエルゴメーターを試す患者

　患者の足をエルゴメーターに固定し受動的に動かしている．下肢の関節を屈曲してもECMOのカニューレは全く問題にならなかった．これが患者にとって本当に最良であったかどうかはわからない．しかし，次の日から患者の鼠径や，膝，そして足首は格段に柔らかくなった．それは間違いない．受動的な運動ではおそらく筋力はつかないかもしれない．でも患者が

覚醒したときにこのようなことやっていたんですと伝えたとき，どうりで足はよく曲がるわけだと身振りで教えてくれた患者の笑顔が，きっと正解であったかを物語っている．前橋赤十字病院には神経筋電気刺激装置もあるらしい．もっと患者をよくできる可能性があり，チャレンジできることがわかった．

【症例2】両側下肢切断，不安定型骨盤骨折の症例

　20歳のこの患者は，立つことができない．なぜなら足を失い，支点となる骨盤も不安定に骨折して一部を切除してしまったからだ．ベッドを少し起こす，それだけが日課となっていた．それだけではダメだ．チームの話し合いでまずは上半身を鍛えようということになった．ICUでボール遊びがはじまった，握力を鍛えるための筋トレもはじまった．最初はうまくいかない，当然だ．彼は野球選手でもなければハンドボール選手でもないのだから．1カ月意識がなく寝たきりであった交通外傷の重症患者だ．しかしそうこうしているうちに彼の上半身は力がついてきたようだ．パソコンをいじれるようになったらしい．外に行きたいと言う．散歩をすることが日課になった．彼にとってのICUという環境は，少し意味合いが変わってきたらしい．笑顔が戻る．正の連鎖は止められない．彼は今，自身の力で専用の車いすを動かし，家族とともに自宅から病院まで来ることができる．

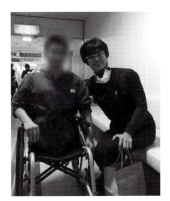

外来通院する患者（主治医Dr.小倉とともに）

【症例3】両側内胸動脈塞栓後，胸壁壊死の患者

　文字どおり胸壁がない．局所陰圧閉鎖療法を胸部に行っているため心臓は見えないが，その陰圧がかかっているすぐ下には心臓がある．彼は死にたいと何度も言う．もういいのだと言う．ベッドの上で横になっているだけではこれ以上覚醒させるのは酷だと看護師から意見がでる．"何も対策がないなら鎮静させよう"というのが彼ら彼女らの意見だ．それは確かにそうかもしれない．でもそれは，彼が社会に帰るために必要なことと真逆のことである．その選択肢を選ぶのは本当に正解なのか．本当に離床ができないのか，医師が数人集まって実際に離床してみようということになった．主治医も参加した．ほぼ全介助ではあるが，彼はついにベッド脇で座ることができた．彼の表情は変わらない．でもその日から死にたいとは言わなくなった．たった1つの出来事でも患者の心を動かすことがある．身体と精神はつながっている．たかが離床，されど離床．患者さんから教えていただいた．

第4章
早期離床のこれから

**1 多様化するバンドル！
のるか？そるか？**
〜ABCDE・FGHIバンドル 188

2 早期離床の可能性
〜患者をよくし，病院を変える 195

3 ICUで生活する 200

4 家族も支えを必要としている ... 204

**5 日常生活をとり戻し，
明日をきりひらく** 206

第4章　早期離床のこれから

1 多様化するバンドル！ のるか？ そるか？ 〜ABCDE・FGHIバンドル

Dr. 劉 ：お疲れ様．今までさんざん早期離床のことを説明したけど，理解できたかな？

研修医 ：疲れましたー．でもだんだんと早期離床が身近になってきましたよ．

看護師 ：自分の施設に帰ったら，明日から早速みんなでどうしようか考えていこうと思います．

Dr. 小倉 ：それはよかった．

Dr. 劉 ：今まではPICSがICU生存患者とその家族を大きく苦しませている現状と，その対策としての早期離床に焦点をあててきた．でも，世界をみると早期離床以外にもいろんな取り組みがされていることがわかる．

1 ICU患者の生活を考えるバンドル戦略

研修医 ：第1章-2で取り上げていたABCDEFバンドル[1]などですか？

看護師 ：あら，よく覚えているじゃない！

研修医 ：この期間に結構勉強したんで（笑）．

看護師 ：私も，楽しかったからだいぶ勉強が進んだわ！

Dr. 劉 ：うんうん．ABCDEFバンドルはICUの重症患者をどのように管理すればPICSを軽減できて，社会復帰して元の生活に戻れるのかを考えたもので，そのなかの1つに早期離床があるんだったね．復習のためにもう一度載せておくね（表1）．
実は，これが最近さらにパワーアップしてABCDEFGHIバンドル[2]なんて言葉も出てきたのは知っているかな？

研修医 ：えー！ 言っているうちに噛みそう．

188　ICUから始める離床の基本

表1 ABCDEF bundle

A	Assess, Prevent and Manage Pain（痛みの評価，予防，管理）
B	Both Spontaneous Awakening Trials（SAT）and Spontaneous Breathing Trials（SBT）（覚醒トライアルと自発呼吸トライアル）
C	Choice of Analgesia and Sedation（鎮痛薬と鎮静薬の選択）
D	Delirium: Assess, Prevent and Manage（せん妄の評価，予防，管理）
E	Early Mobility and Exercise（早期離床と運動）
F	Family Engagement and Empowerment（家族のかかわり）

文献1をもとに作成.

表2 ABCDEFGHI bundle

A	Airway management（気道管理）
B	Spontaneous Breathing Trials（SBT，自発呼吸トライアル）
C	Coordination of care and communication among disciplines（職種間のケアとコミュニケーションの協調）
D	Delirium assessment and prevention（せん妄の評価と予防）
E	Early Mobility（早期離床）
F	Follow up referrals, family inclusion, functional reconciliation（フォローアップ先の紹介，家族をかかわらせる，機能的調整）
G	Good hand-off communication（良好なハンドオフ・コミュニケーションの実践）
H	Hand the patient and family written information（患者および家族へのPICSについての情報提供）
I	ICU dairy（ICU日記）

文献2をもとに作成.

Dr.小倉：噛み噛み医学会ですな（笑）.

看護師：でも，そんなに増えちゃうんですかー!?

Dr.劉：内容も少し変わっていてね，例えば痛みの項目Aは気道管理になっているし，覚醒の項目BはSAT（覚醒トライアル）がなくなってSBTだけになっているよ.痛みの管理，覚醒なんて当たり前だろ？って言われているような気もしなくもない（笑）.表2にそのABCDFGHIバンドルも載せておくね.

1　多様化するバンドル！のるか？そるか？　189

Dr.劉 ： このABCDEFGHIバンドルでは今までのABCDEFバンドルを踏襲し
つつ，ICU患者のフォローアップ先への紹介や引継ぎ時にPICSや
PICS–F（家族）についての情報を入れる重要性，多職種間協力の大
切さ，そして医療スタッフだけでなく患者やその家族もPICSを知る
必要があることが新しく盛り込まれた．敵（PICS）に勝つためには
敵（PICS）を知り，そして身内（医療スタッフ）を知り，さらに援
軍（フォロー先）に伝える必要があるってことだね．

2 話題沸騰中のICU diary（日記）

看護師 ： このICU日記，最近いろんなところで聞きます！

Dr.劉 ： ICU日記は最近のホットトピックだね[3]．ICUを退室した患者は，ICU
で治療を受けている間に何が起こったかを覚えていない患者が多い
んだ．ICU入室中は僕らがちゃんと意識があるという評価をしてい
た患者でさえ，病棟転室後にあのときは大変でしたねーなんて話し
ても，「実は何も覚えていないんですよ…．」って返答がくることも
珍しくない．

研修医 ： あんなに大変なことを覚えていないって不思議ですね．

Dr.劉 ： 僕もそう思う．でも，それだけ患者の精神には負荷がかかっている
ということかもしれないよね．患者の心が，無意識のうちにこれ以
上負担がかからないように処理しているのかもしれない．

看護師 ： 確かにあんなこと，覚えていない方がいいって体が反応しちゃうの
かも…．

Dr.劉 ： でもそういった患者のなかには，ICU退室後に曖昧な記憶が妄想に
なったり，せん妄になったり，悪夢やフラッシュバックにうなされ
たりする人がいることがわかってきた．たぶん曖昧な記憶や夢など
がごっちゃになってしまうんじゃないかな．

Dr.小倉 ： その対策がICU日記なんだね．

Dr.劉 ： そうですね．ICU日記は患者がつけるのではなく，看護師や家族が
つけるものなんだ．ICUでの出来事や写真などを時系列に沿って載
せることで，ICUを退室した後に患者が見返したとき，患者はICU

190　　ICUから始める離床の基本

で自分に何が起こったのか，どういった治療や看護を受けてきたのかという記憶を整理することができる．それが妄想と現実のギャップを埋めてくれて，せん妄の予防や患者の安心にもつながるんだ．ICU日記をつけていく過程で家族と医療スタッフにも信頼関係が築けるしね．いろんな効果があるわけ．

研修医 ：ICUで日記をつけるのは，看護師と家族の共同作業なんですね！ 確かに信頼関係が生まれそうです．

看護師 ：医師はつけいないんですか？ 日記？

Dr. 小倉：医師の場合は，おそらく"カルテ"がその一部を担う．でも，日記をつけてもよいかもしれないねー．日記の方が，治療という側面だけではなく，闘病生活のそのものを観察し記録できる可能性があるから．

Dr. 劉 ：そうですね．日記は，医師が書いてもよいかもしれませんね．いろいろと工夫して離床をしたことなどを記録していく．それは子育てと同じで，いくつもの手法で学習させて育ててきた子を社会へ出していく親の気持ちと，離床を推進して患者を社会へ復帰させていこうとする僕たち医療者の気持ちとは通じるものがあると思うんです．そしていつしかそこに愛情が芽生えている．

看護師 ：…深い．

Dr. 劉 ：さらにICU日記は，過去の出来事だけではなくて，明日の目標やスケジュールをつけていけば，患者だけの手帳としても使えるし，看護師と家族でカスタマイズできるまだまだ可能性の多い試みの1つだと思うよ．

研修医 ：それは知らなかったです．ICUの日記ですか…．もし本当に生きて社会復帰できたら人生の宝物になりそうですね．

Dr. 劉 ：そうなったら医療スタッフも家族も日記をつけることがやりがいになるよね．日勤の看護師から夜勤の看護師，そして家族へとつなぐ記憶のバトンリレーみたいだよね．給水所として医師や理学療法士，ソーシャルワーカーの人たちも自由に書いていいと思う．ゴールは当然患者さんのもとにバトンがわたることだよ．

研修医 ：僕も日記つけられるように今日から練習します！

Dr. 劉 ：頑張ってね（笑）．

3 バンドルのあるべき姿

Dr.劉 ： このABCDEFGHIバンドルはそれぞれ単独でやるよりも，一緒にやることで相乗効果を期待している．だからバンドルという形で周知しようとしているんだけど….

看護師 ： でも先生，これらを一気に始めるのはかなり厳しくないですか？ 業務量が増大して，日々の負担が尋常じゃなくなる気がするんです….

Dr.劉 ： 残念ながら…僕も同じ意見．全部できます！ という施設は全く問題なくやってもらってOKだよ．でも現状は日本の多くの施設がそうはできないと思ってる．実際にこのバンドルの1，2個を取り入れるだけでもかなりの労力と時間を要することが想像できるよ．

研修医 ： 先生は早期離床から始めたんですよね？

Dr.劉 ： うん．前橋赤十字病院は早期離床から始めたことは説明したね．そうしたら医療スタッフの間から，鎮静が必要とか，鎮痛が必要などの意見が出てきたと話したね．集めて，調べて，生み出して，やって，声聴き，手を加えるという一連の質改善運動を行った結果，内側（医療スタッフ側）から「こうしたらよい」「これが必要」などと多くの意見が出てきた．Quality Improvement 活動としては，非常に望ましい形だった．離床の文化を創れたと思った．こちらから指示を出さなくとも何が必要かみんなが自覚していたからね．僕は最初からこのバンドルの完全導入は考えない方がよいと思うんだ．

看護師 ： 考えないとはどういうことでしょうか？

Dr.劉 ： もちろん無視しろ，ということではないよ．バンドルは1つ1つのパーツで相乗効果が期待できるから，完全導入が理想的であることには疑う余地はないね．でも，そもそもこのバンドルは何のためにあるんだっけ？

研修医 ： 社会復帰！ 元いた生活に戻るためです！

Dr.劉 ： そうだよね．だから出発点はこのバンドルをどう導入しようかではなくて，社会復帰するためにはどうしたらいいのかということにトコトンこだわった方がいいと思うんだ．例えば多くの話し合いは，「最近こういったものがよいと言われてて，うちでも導入しようと思

います．どうやったらうまくいくか考えていきましょう」という感じで始まるじゃない．でもそこに患者の人生はあるの？って思うんだ．そうじゃないよね．患者が社会復帰するために「僕たちの施設ではここが弱いと思うからこれを取り組んでいきたい」という思いが出発点になる方がいい．

看護師 ： 確かに，「よいと言われてます，だから始めます」と始まったものは大抵イマイチな結果になったり，時間が経ったらやってなかったこともありました．

Dr.劉 ： そういった意味でも一番はじめの導入はすごく大切で，**そこはバンドルじゃない，患者の人生**だよってことをここで強調したい．そのためにはスタッフの教育や会議をする際に，なぜこの取り組みをする必要があるのか，これが患者の人生にどのような影響を与えるのかをしっかり伝えないといけないと思う．

研修医 ： なるほど…．ABCDEFGHIバンドルって聞いたとき，全部やればたぶん患者はよくなるんだろうなーとは思いましたが，全部導入できた形があまり頭に思い浮かびませんでした…．でも患者が社会復帰するためには何が必要かを考えたら，こういうことやってみたらどうとか，あれやったらどうとか，かなり具体的に思い浮かんできます！

Dr.劉 ： もし本当に患者の社会復帰を目的としていて，あまり議論が進まなかった場合にはじめてこういったバンドルが活躍するんだよ．バンドルは，「この項目のどれかをやってみようよ」というふうに指標のような形で使う方がいいと思うんだ．

看護師 ： そういった形でバンドルについて考えたことはなかったです．

Dr.劉 ： もちろん正解なんてないから，このバンドルの形のままアプローチしてもよいし，それで上手くいかないときはやっぱり根本に立ち返って，このバンドルは一体何のためのものなのか，何をめざすべきなのかを考えてほしいな．バンドルを用いると人工呼吸器の時間が短くなったり，ICU退室が早くなるというのは過程であって，バンドルによって社会復帰ができた，元いた生活に帰れたということが最終目標だと再確認しよう．

第**4**章 早期離床のこれから

1 多様化するバンドル！のるか？そるか？　193

point

● ABCDEFバンドルの他にも最近はABDEFGHIバンドルがある

● バンドルは目的ではなくて手段

● 目的はバンドルをどう上手く導入するかではなくバンドルを使ってどう患者を社会復帰させるか

参考文献

1）Pandharipande P, et al：Liberation and animation for ventilated ICU patients: the ABCDE bundle for the back-end of critical care. Crit Care, 14：157, 2010

2）Elliott D, et al：Exploring the scope of post-intensive care syndrome therapy and care: engagement of non-critical care providers and survivors in a second stake-holders meeting. Crit Care Med, 42：2518-2526, 2014

3）Locke M, et al：Developing a Diary Program to Minimize Patient and Family Post-Intensive Care Syndrome. AACN Adv Crit Care, 27：212-220, 2016

第4章　早期離床のこれから

2　早期離床の可能性
～患者をよくし，病院を変える

1 ｜ 臓器障害改善の可能性

Dr.劉 ： 患者の重症度が上がって臓器障害が増えると，医療機器が1個1個増えていって，離床が遠のく印象があったよね．実際，スイスで行われた人工呼吸器患者161人を対象とした調査では，重症度，つまりSOFAスコア（臓器障害の指標）が高いほど，離床レベルは下がっていて離床までの道のりが遠くなることがわかっているんだ[1]．

研修医 ： 出ました，SOFAスコア！　もうしっかり覚えましたよ！

看護師 ： やるじゃない．SOFAスコアは6つの内容があったと思いますが，どれが一番影響する項目なんですか??

Dr.劉 ： よい質問だね！　SOFAスコアには呼吸，循環，肝臓，腎臓，凝固，意識の6つの項目があるんだけど，離床のバリアとなったのは呼吸と循環，そして意識だったんだ．でもこれは非常に納得できる内容だよね．呼吸，循環，意識が悪い人の離床に抵抗があるのはわかるけど，肝臓とか腎臓とか凝固が悪い人が離床できないってイメージはあまりわかないしね．

研修医 ： 前橋早期離床プロトコールにも呼吸，循環，意識の3つの評価が入っていましたね．

Dr.劉 ： そうだね．重症度，臓器障害のなかで離床と密接にかかわってくるのは，まさしくその3つの要素だ．これらの値が高くなって重症度が上がるほど，離床へのバリアは大きくなる….でも最近，離床した方が臓器障害がよくなる可能性も指摘されているんだ．

研修医 ： 離床したことでSOFAがよくなるってことですか??

Dr.劉 ： そうなんだ．実は，前橋で行った早期離床の取り組みの効果を比較するために，プロトコールを導入する前と導入した後で患者のICU

第4章　早期離床のこれから

2　早期離床の可能性　　195

退室時のSOFAスコアを比べてみたんだ．そうしたら，ICU入室時は2群で差はなかったのに対し，退室時には早期離床の積極的な取り組みを受けたプロトコール群の方がSOFAが改善していたんだ．特にあの呼吸，循環，意識の項目に改善がみられたんだよ[2]．

研修医　：えー！　そうなんですかー！　バリアだと思っていた臓器障害も早期離床によってよりよくなる可能性があるということですね！

看護師　：早期離床した方が臓器障害が改善するなんてすごい．これは離床しなければ患者さんの害になりうるというレベルですね！

Dr. 劉　：僕もそう思う．もちろんその改善が得られた機序は詳しくはまだわかっていない．もしかしたら，早期離床の抗炎症作用だったかもしれないし，別の機序があるのかもしれない．でも，みんなも何となく感じている，離床できている，運動を早くから行える人ほどよく治る印象をデータとして提示できたんじゃないかな．

看護師　：それ，前から何となく思っていました．あの人もう離床できてる，治りがよいのかな？って．

Dr. 劉　：この結果はまだまだ検討しなければいけないことがあるけど，早期離床の可能性をここでみんなと共有できたらうれしいよ．

2 病院を変える

Dr. 劉　：この早期離床は質改善運動，Quality Improvementキャンペーンの一環と最初に伝えたね．Quality Improvementは患者のアウトカム改善が目的ではあるけど，もう1つの重要な意義として病院全体の質を改善するという目的がある．つまり，どれか1つだけがよくなるのではなく，スタッフや病院そして患者が一体となって全体で向上していこうという試みなんだ．

看護師　：患者をよくして，スタッフには負担だけを強いる試みではないってことですよね．

Dr. 劉　：そう，そのとおり！　前橋赤十字病院では離床の試みがスタッフのなかによい循環を起こして，離床の文化がICUに根づいたという話はしたよね．そのときに離床で患者がよくなるという報告を病院にし

たんだ．そうしたら院長も，これは病棟にも広めてみようって言ってくれたんだよ！

看護師：えー!! ついに病院まで動きはじめたんですね！

研修医：それって結構すごいことなんですか？

看護師：あんたバカなの！ ○▲□◆×…

Dr. 小倉：(笑)．病院を動かすのはすごくハードルが高いのは事実．

Dr. 劉：前橋赤十字病院はわりと下の意見を聞いてくれるフランクな面があるけど，病院によっては全く聞いてくれないところもあると思う．でも今回こんなにもすんなり病棟でもやってみようという意見が出たのは，おそらく自施設のデータをもっていったからだと思うんだ．

研修医：自施設のデータ??

Dr. 劉：そう，自施設のデータだ．例えば「論文でこう言われているので，うちでもやってみたい」というのは，「正直うちの病院とは違うよね？」という言葉でやらないことを正当化されてしまう可能性がある．海外と日本では文化もシステムを違うしね．でも，自施設に最適なプロセス（集めて，調べて，生み出して，やって，声聴き，手を加える）をふんで行った結果，つまり自施設の患者から得られたデータは否定できないと思う．だってまさに今自分の病院で起こっていることだからね．

看護師：自施設データは自分の病院を変える力があるのですね…あまり考えたことはありませんでした．

Dr. 劉：何も改善していることだけがデータではないよ．もし改善していない，悪化しているデータが得られたら今度は，そのデータをもとにどこをどう変えていけばよいのかを病院に提案できる．Quality Improvement に終わりはないからね．

Dr. 小倉：時代が変わって働く人や環境が変われば，離床も変わっていく必要があるから．

研修医：今まで指導医からは，「ビッグデータや，多施設研究，メタアナリシスなどがインパクトのある研究なんだよ！」と言われてきましたけど，自施設のデータもないとダメだという感じがしてきました．

Dr. 劉：えらい！ その感覚は非常に大切だ．今はビッグデータが非常に流行っているよね．そりゃ十万人のデータですって言われたら，自分の患

2　早期離床の可能性　197

者も当てはまるかもしれないと思うから．でも多施設のビッグデータが流行る時代でも，自施設データを大切にすることは忘れてはいけない．まさに，「事件は会議室で起きているんじゃない！ 現場で起きているんだ!!」ってやつだね（笑）．

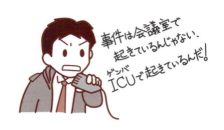

研修医 ：ふるっ！

Dr. 劉 ：ガーン．

Dr. 小倉 ：ドンマイ（笑）！

Dr. 劉 ：特にQuality Improvementのような，患者をよくし，スタッフをよくし，病院をよくするような試みにおいては，本当によくなっているのか，変わっていないのかを明らかにする自施設データこそが持続可能なシステムをつくるために必須のピースなんだ．そうやって集めた自施設データには必ず病院を変えるパワーがあると思う．迷わず，部長や病院長と共有してみてほしい．

研修医 ：研修医でも参加できますか？

Dr. 劉 ：もちろん！ 職種なんて正直関係ない．一番よくしたいと思っている人が中心なんだから．それに今回は早期離床を通してQuality Improvementキャンペーンを紹介してきたけど，これは何も離床に限ったことではないよ．例えば，鎮痛・鎮静の管理，院内感染を減らす試み，ベッドからの転倒・転落を減らす試み，抑制帯を減らす試みとか，何にでも応用できると思う．今の自分の病院に何が足りないかを考えてほしい．そうやってQuality Improvementは広がっていくんだ．案外，Quality Improvementを始めるきっかけ自体が自施設データで得られた，ここが足りない，ここを改善したいという点かもしれないね．

Dr. 小倉 ：こんな頼もしい後輩と働ける自分は，幸せ者だなぁ．

point

- 早期離床に取り組むことと患者の臓器障害の改善には関係があるかもしれない
- Quality Improvement には患者だけでなく病院自体をよくするという大きな目標がある
- 今，患者に何が起こっているかを示す貴重な情報が自施設データである
- 自施設データには病院を変える力が秘められている

参考文献

1 ）Sibilla A, et al：Mobilization of Mechanically Ventilated Patients in Switzerland. J Intensive Care Med：885066617728486, 2017

2 ）Liu K, et al：A progressive early mobilization program is significantly associated with clinical and economic improvement: A single-center quality comparison study. Crit Care Med, 47, 2019 in press.

第4章 早期離床のこれから

2 早期離床の可能性 199

第4章　早期離床のこれから

3　ICUで生活する

1　患者にとってのICU生活

Dr.劉 ：ところで，突然だけど，君たちは入院したことある？

研修医 ：ありません！

看護師 ：私もありません．

Dr.劉 ：僕は大学生のときに足の手術を受けるために入院したことがあるよ．一般病棟に入院したんだけど，最初は本当に慣れなかった．隣のカーテン越しには別の人がいるし，いびきはうるさいし，物の位置はわからないし，9時に消灯するしね．身の回りの環境が普段と違いすぎて戸惑うことばっかりだったよ．テレビの見かたさえ最初はわからなかったからね（笑）．

看護師 ：えー．あれ簡単ですよー？

Dr.劉 ：そう思う患者もいるってことだよ（笑）．でもしばらくしたら慣れてきたんだ．自分なりにベッド上の物や，荷物台の上をカスタマイズしたんだ．なるべく自分の生活しやすいように，言い換えれば，自分が今までいた慣れている環境に似せるために病室の環境を整備したんだ．そうしたら少し居心地はよくなったかな．でもこれがICUだったらそうはいかない．自分でできることなんて何1つない．されるがままの生活が始まる．それはもう患者にとっては恐怖でしかないと思う．自分でコントロールがきかない環境とはかなり恐ろしいものなんだ．

研修医 ：確かに，部活で合宿所に行っただけでも自分は少しソワソワします．しばらくしたら慣れますが…．

看護師 ：そうですよね．患者には恐怖でしかないですよね．

Dr.劉 ：最近は患者の声をそのまま論文で発表する人もいて，それを読むと

200　ICUから始める離床の基本

多くの人がICUで恐怖を感じていることがわかる．あの有名なアメリカの新聞，ニューヨークタイムズにも患者のICU体験記が載ったぐらいだからね．そのときはこう書かれていたんだから．"It was the most terrorizing, frightening experience I could possibly imagine. I was convinced I had been abducted, raped and placed in some sort of diabolical experimental testing institution."

看護師：どういう意味ですか…？ なんか聞くのも恐ろしい単語が….

Dr. 劉：この患者は自分のICUでの体験を，自分が想像できるなかで最も恐ろしい経験として語っているよ．自分は拉致され，レイプされ，ある種の悪質な実験施設に入れられたと確信したって言っているんだ．

研修医：患者はそんなこと思っているんですか!? われわれはよかれと思って一生懸命治療しているのに….

Dr. 劉：それこそがまさに，今われわれが気づかなければいけない医療者と患者側とのギャップなんだ．医療が何を目的としているかの認識の違いだと僕は思う．患者にしてみれば，起きてみたら，口から得体のしれないチューブが出ていて，しかも痛い，声は出ないから人を呼ぶこともできない．体にはチューブがいっぱいささっていて，痛い．体には力が入らないうえに今が朝なのか，夜なのかわからない．そのうえ目の前には知らない人たちがいる．そりゃ何かの実験をされていると思われてもしかたがない．

研修医：確かに自分がそんな状況だったら混乱の極みに陥ると思います．

Dr. 劉：僕もきっと同じさ．そりゃせん妄にもなるし，不眠にもなるよね．それを今までのICUの文化は薬剤で調整しようとしたんだ．せん妄だ，興奮だー，危ない！ってね．何かおかしな気がしない？

看護師：確かにそう言われると違和感がありますね．

Dr. 劉：元いた生活とICUの環境とには，海より深い溝がある．その変化に患者が適応できないことについて，僕らはあまり普段から意識していないし，話題にもあげない．ICUに入っているんだからしかたがないってね．当然，ICUに入室するということは治療すべき重症な疾患があるためだし，治療を優先するのはわかる．だからといって患者に自分自身の生活をすべて強制的に手放してもらう必要はない

第**4**章 早期離床のこれから

3 ICUで生活する　201

んじゃないかな.

2 ICUで患者が生活する環境を整える

Dr.劉 ：僕の理想はね，ICUでも患者が生活できるような，できれば入院前まで患者が過ごしてきた環境の要素をとり入れた生活環境をつくることだ.

看護師 ：生活環境ですか？

Dr.劉 ：そう．小さなことでも何でもよいんだ．患者が普段生活していた環境に近づけるような変化をICUで生み出したいんだ．壁やカーテンに患者の好きなポスターを貼ったり，壁紙を変えたり，置物を置いたり，テレビやDVDを観たり，パソコンしたり，ゲームしたり．普段自分の生活でしていたことを少しずつこのICUでとり戻す．これって思っている以上に素敵なことだと思うんだ．患者のICUの認識を，悪質な実験場からよくわからない遊び場程度には格上げできるかもしれない．小さな変化かもしれないけど，患者の心には大きな変化が生まれると僕は思っている．もちろんその過程でいろんな問題が出てくると思うんだよね，「手が動かないとゲームとかパソコンできないよ！　作業療法！」とか，「おはぎ食べられないよ！　嚥下訓練！」とかさ.

研修医 ：おはぎって…（笑）.

Dr.劉 ：それと患者がもし目を覚ましたら，今までと環境が変わってしまったことをちゃんと説明してあげてほしい．治療方針の説明ももちろん大事なんだけど，さっきの患者の体験記であったように，最初に患者が注目するのは病態や治療方針よりもむしろ環境が変わってしまったことだと思うんだ．人生最大の衝撃とその患者さん自身も言っているしね．覚醒が中途半端だと暴れてしまって耳を傾けてくれない患者もいるし，昨日説明したのに全く覚えていない患者も多い．ICUを退室したら根こそぎ忘れてしまうかもしれない．それでも根気強く現状の説明をしてほしい．それがせん妄の予防や興奮の予防にも繋がるからね．そのうえで，今までの生活からいったい何をとり戻したいのかよく耳を傾けてほしい．もちろん全部ができるとは

202　ICUから始める離床の基本

思っていないよ．でも，このICUという特殊な環境でもきっとできることがあると思う．患者の生活のピースを1個1個とり戻す．きっと患者や家族は楽しいと思うし，医療スタッフも楽しいと思う．そうやっていくと患者と家族，医療スタッフの間にも信頼関係が生まれるんじゃないかな．

看護師 ： 確かに今まで，患者の希望や，これからどうしたいかなどはあまり聞いたことがなかったかもしれません．

研修医 ： 僕も治療にばっかり専念していて，環境の調整についてはあまり意識したことがなかったです．それがICUなんだって自分に言い聞かせていたかもしれません．

Dr.劉 ： もし自分がそこに横たわっている患者だったら何をしてほしいんだろう，もしこの患者が自分の家族，恋人，大切な友人だった何を望むだろう．そんなことでもよいんだ．今ある環境から少しでも患者に合ったよい環境をつくる，それは非常に大切なことだと思う．もしかしたら，治療より難しいかもしれないね．

point

- 患者が目を覚ましたとき，環境の変化に一番驚くだろう
- 患者に説明し，そのうえで，何をしたいのか，どうしたいのかを傾聴しよう
- ICUで患者が生活しやすいように1個1個環境を整備していこう

第4章　早期離床のこれから

4 家族も支えを必要としている

Dr. 劉 ： 患者にとって言うまでもなく家族という存在は非常に大切だよね．前に説明したICUに患者の生活環境をつくるという意味でも，患者の生活をよく知るのは家族だしね．密に連絡をとる必要があると思う．でも忘れてはいけないのは，家族は患者を支える支柱であると同時に，支えられる対象でもあるということだ．

看護師 ： PICS–Fのことですね[1]．

Dr. 劉 ： 家族も患者がICUに入ることで影響を受ける第2の患者であることを理解しないといけない．PICS–Fの概念は精神的な部分が多かった[2]．PTSD，うつや不安などだね．でも実際はその他の健康被害も受けていることが多いと思う．入院した家族のことを思うと食べられない，「なんでこうなってしまったんだ」という後悔や今後の不安で寝られない，その結果，虚弱になって，転倒したり，交通事故に遭ったり．その被害は僕らが思っている以上に大きいと思う．

研修医 ： 患者家族にはいつも「患者さんの力になって」とか，「支えてあげてください」などとしか声をかけていなかったです．家族自身が支えを必要としていたんですね…．

Dr. 劉 ： だからABCDEFGHIバンドルでは患者だけでなく家族にも情報提供・情報共有をするようにという項目があったんだね．ICUで起こること，そして今後の人生で待ち受けることを少しでも共有しておいて，実際にそれが起こったときの心の負担を軽くする必要があるんだ．もちろん患者と一番絆が強いのは家族だからね．その家族に患者を支えてもらうのは必要なことなんだけど．これからは患者だけでなく家族も含めて社会復帰する・元いた生活に帰るっていう考えが大切だ．だって患者さんの元いた生活には家族がいるから．ICUに家族が患者として入ることで患者本人と同様に家族もきっと生活の何かを失っている．だから家族にもちゃんと聞いてほしいんだ．生活のなかで何を一番取り戻したいのかって．患者さんと家に帰るために

僕らにどんなサポートができるか聞いてみてほしい．

看護師：家族にもケアが必要ってことですよね．どうせだったらICUを退室できた後も患者さんと家族を一緒にフォローアップしたいですね．

Dr. 劉：僕も全く同じ考えだ．患者さんのフォローアップの外来にも毎回一緒に来てもらって診察してもよいよね．これからのICUではもっと家族とのかかわりが大切になってくる．救命に焦点が当たった時代から，患者がどのような状態で生活に帰るのかに少しずつ焦点が当たる時代になってきているから，そこには当然家族の存在がある．家族と一緒に歩んでいく元いた生活に帰る．それが今のICUでめざす形だと思う．

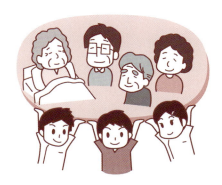

point

- 家族も患者と一緒で生活の一部を失った第2の患者である
- 家族にもPICSの情報を伝えて共有し，失った生活をとり戻す試みをしよう

参考文献

1) Needham DM, et al：Improving long-term outcomes after discharge from intensive care unit: report from a stakeholders' conference. Crit Care Med, 40：502-509, 2012
2) Davidson JE, et al：Family response to critical illness: postintensive care syndrome-family. Crit Care Med, 40：618-624, 2012

第4章　早期離床のこれから

5 日常生活をとり戻し，明日をきりひらく

1 日常生活をとり戻すために

Dr. 劉 ：みんなお疲れ様．この稿で最後だ．

Dr. 小倉 ：なんだか，俺もずいぶん学んだなぁ．

看護師 ：お疲れ様でした．いろんなことを学んだので，自分の施設に帰ったらどうしようか今日はゆっくり考えようと思います．

研修医 ：自分は全く知らない分野だったのですごく新鮮でした．他の研修医にも教えようと思います．

Dr. 劉 ：明日からのみんなの行動を変えることができれば，本望だよ．もう何回も言ってきたから，しつこい！って言われるかもしれないけど．最後にもう1度だけ．今の医療技術はすごい速度で進化していて命を救うこともだんだんとできるようになってきた．でもその一方で救命やICUの世界で患者の生活という側面にはあまり注意が向いておらず，ICU退室後も患者は機能障害に苦しみ，長期のリハビリテーションを必要としている．その結果社会に帰れない，日常生活をとり戻せない患者が多数いることがわかってきたんだったね．そんな今こそ患者の日常生活をとり戻すということを，ICUから発信して，病棟に思いをつなぎ，そして次の病院でもそれを引き継いでいこう．ICUは大きなバトンの第一走者だから，その思いがこもったバトンをちゃんと渡していかないといけない．患者家族は応援してくれるし，きっと病院だって応援してくれる．たぶん…（笑）．

看護師 ：コスト次第ですね！

研修医 ：世知辛いっすね．

Dr. 小倉 ：ほんと（笑）．

Dr. 劉 ：それでも患者には今まで歩んできた大切な人生があって，それが突

206　ICUから始める離床の基本

然喪失してしまったということを僕らが理解しないといけない．そのうえで今僕らができることは何なのか．治療だけでなく，患者の生活をとり戻すために，患者の社会復帰を助けるために一体何ができるのかをしっかり考えていかないといけない．そんなときにこの本が少しの役に立てばいいな．

研修医 ： 本？ 本ってなんのことですか？

Dr.小倉 ： こっちの話だから気にしないで（笑）！

Dr.劉 ： 「あんまり感情移入すると大変だよ」とはよくベテラン医師，ベテラン看護師には言われるけど，目の前の患者が家族だったら，恋人だったらって考えてみてほしい．それでもやるべきことが何もなかったらそれは素晴らしい！ あなたはきっと最高のパフォーマンスができている！ でももし，「これをした方がよいな」とか「あれした方がもっとよくなるな」という改善提案があるのであれば迷わず取り組んでほしい．時間は待ってはくれない．明日でいいやって思うと，患者は1年分以上歳をとってしまう．決して見捨てず，妥協せず，家族も入れてワイワイ楽しく，みんなで患者の社会復帰をめざす，患者の生活をとり戻す文化を日本のICUで創っていこう．

2 自施設データが明日をきりひらく

Dr.劉 ： 小倉先生．ご報告があります！

Dr.小倉 ： なんだ？ なんだ？ 改まって？

Dr.劉 ： 2年にわたって行ってきた前橋赤十字病院での早期離床・Quality Improvementキャンペーンですが，その成果が，先日，アメリカ集中治療医学会の学会誌（Critical Care Medicine）に掲載されました！[1]

Dr.小倉 ： おーー!! おめでとう！ ついにやったなー！ 前橋でやっていることが世界に認められたってことだな！

Dr.劉 ： はい！ **第2章**で説明してきたような流れで早期離床の取り組みをすれば，病院は変われる，離床の文化が創れるということを証明できたように思います．

5 日常生活をとり戻し，明日をきりひらく　　207

Dr. 小倉：今は多くの研究者が，多施設多国籍の共同研究などのビックデータに注目してしのぎを削っているなかで，自施設データだけでここまで結果を残せるというのは，すげぇことだぜ．早期離床が現代医療で本当に求められているものの1つということもあるかもしれないけど，質の高い前橋早期離床プロトコールにより病院が進化したという事象のインパクトが，世界的に見てもムチャクチャにデカかったとも言えると思うぞ!!

Dr. 劉：ありがとうございます．データをとることが大事とは**第2章**で言ってきましたが，具体的に何が求めれらているのか，患者にどのようなよいことが起こるのかを示すことができたように思います．

Dr. 小倉：何事も，最短コースを選ぶだけじゃなくて，コツコツと手順をふむことが成功への一番の近道だな．

Dr. 劉：思えば，学会で手に入れた数枚のスライドを小倉先生が見せてくれたところからすべてが始まりましたね．

Dr. 小倉：そうだったそうだった（笑）．あのときは，これおもしろそうだから少し見てみたらみたいな軽い気持ちで渡しただけだったけど，病院を変えるまでに至るとは思っていなかったよ．

Dr. 劉：あのときはまだER・ICUでの後期研修が始まって間もない時期でしたが，自分のなかでは非常に大きな衝撃を受けました．「え，集中治療で患者は完全には治らないの？」とか，「社会復帰できることの方が少ないの？」「じゃあ自分たちがICUでやろうとしていることって意味あるのかな…」とさえ思うこともありました（笑）．そこではじめて早期離床のことを知ってのめりこんできましたね．

Dr. 小倉：でも，それを形にした．自分たちだけが使えるような形ではなくて，他の多くの人が早期離床を実践できるような形にすることができたのは，非常に価値があることだと思う．

Dr. 劉：ここに至れたのも，自分ひとりではなくて離床チームがあったからだと思います．医師は1人いれば絶大だと思ってしまいがちですが，ぜんぜん！ですね．離床の"チーム"がなければ，僕はいつまでたっても結果を人様の前に出して"離床の文化を！"と叫ぶことはできなかったと思います．

Dr. 小倉：お！ついに1人でできることの限界に気がつき始めたな！

Dr. 劉 ： でも，僕は思うんです．どんなよい データも，大きなデータも，最終的 には自施設の患者に落とし込んで考 えなければ意味がないと．どんなデー タセットにも，最初は平均からぴょー んって外れてしまっている症例って あるじゃないですか．実際の臨床研 究では，平均から飛び抜けてズレい

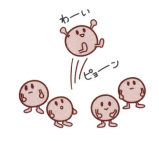

る症例は，除外されてしまって検討もされない．でも，もしそうい う平均から外れた症例が目の前にいる患者だとしたら，研究成果は もう使いものにならなくなっちゃう．だからこそ僕らは，データを まとめあげたとしても，今までと変わらず，1人ひとりの患者の人生 を考えて社会復帰をめざすってことを忘れてはいけないと思います．

Dr. 小倉 ： そうやってつないだ思いが，病院を変え，明日をきりひらいたんだ ね．そしてその"目の前の患者から考える"という姿勢が，また次 のQuality Improvementを生み出す．

Dr. 劉 ： 成果を発表することができても，まだまだ，まだまだ，前橋赤十字 病院の早期離床は，走り始めたばかりです．鎮痛・鎮静にICU日記 などいろんなことがまだまだできていないです．でもこの離床チー ムがあれば，きっとどんなQuality Improvementも成し遂げられる ような気がします．

point

- ICUは患者が社会復帰をめざして走るリレーの第一走者
- 患者を家族，恋人と見立てたとき，それでもやることがなければそれは最 高のパフォーマンスをしているとき

まとめ

　みなさま，最後までお付き合いいただき，誠にありがとうございました．医療の質改善運動は，昨今の医療現場のさまざまなところで耳にする単語です．われわれは海外の先進国から発表された論文を読むと，論文のとおりに行うだけで，自施設がよくなるような錯覚を起こします．しかしそれはあくまで錯覚で，それを実現させようと思ったらその道のりは決して楽なものではありません．その論文の内容は，本当に正しいのか？自施設で本当に実現できる内容なのか？よく考える必要があります．文化も制度も違う異国のデータを，よく考えて眺めてみてください．そして論文の内容を実行にふみきったとしても，1人では目標に到達できませんし，仲間を集めただけでも医療の質は改善できません．論文を読んだだけでは，患者さんのアウトカムを改善できないのです．

　私は今回，自分が今まで学んできた，明日からあなたの施設で離床を始めるため，そしてさまざまな医療の質改善運動を始めるためのヒケツをこの本に詰め込んだつもりです．あなたの目の前で苦しむ患者さんや家族達のために，この本が少しでも役に立てば幸いです．

りゅう

参考文献

1）Liu K, et al：A progressive early mobilization program is significantly associated with clinical and economic improvement: A single-center quality comparison study. Crit Care Med, 47, 2019 in press.

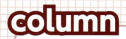

⑩ 早期離床は有害⁉

　早期離床は絶対善と捉えられる風潮にありますが，一方で早期離床は実は有害で，死亡率を高めるかもしれないと言っている人たちもいます[1]．彼らは決して離床が嫌いだからとかではなく，今までの論文を見ると，積極的な離床群の死亡率が高い傾向にあるのではないかということを根拠にそう述べているのです[2,3]．前橋赤十字病院の前後比較検討では臓器障害の改善とともに死亡率の改善を報告しました[4]．早期離床と，臓器障害と，死亡率，非常に難しい問題です．まず間違いなく言えることは早期離床にも適した対象群とタイミングがあるだろうということです．残念ながらその早期離床の恩恵が最も受けられる適した群も，最上の効果を生むタイミングもまだわかっておりません．もしかしたら前橋赤十字病院の研究は適した群を選んだ結果だったのかもしれません．これからの離床の研究は，誰に（適応），いつ（タイミング），どんな（離床強度）がテーマになっていきます．離床の論文を読む際はこの3つのテーマに注意してみてください．

参考文献

1) Cuthbertson BH & Goddard S：Benefits and harms of early rehabilitation. Intensive Care Med, 43：1878-1880, 2017
2) International Early SOMS-guided Mobilization Research Initiative.：Early, goal-directed mobilisation in the surgical intensive care unit: a randomised controlled trial. Lancet, 388：1377-1388, 2016
3) Kayambu G, et al：Early physical rehabilitation in intensive care patients with sepsis syndromes: a pilot randomised controlled trial. Intensive Care Med, 41：865-874, 2015
4) Liu K, et al：A progressive early mobilization program is significantly associated with clinical and economic improvement：A single-center quality comparison study. Crit Care Med, 47, 2019 in press.

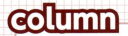

⑪本音シリーズその2 ～患者の本音

【患者の本音】

　本当に，覚えているのは一般病棟にいたときからなんです．ICUで人工心肺装置（ECMO）を1カ月以上もつけていたこととか，人工呼吸器を2カ月使用したこと，心臓の手術をしたことなど一切覚えていないんです．ただ，劉先生やF先生が自分の周りで何かをされていたことだけはぼんやり覚えていますが，今ではそれが夢だったんじゃないかとも思います．気づいたら病棟のベッドで横たわっていて，喉にチューブ（気管切開チューブ）が入っていてしゃべれませんでしたし，手足もよく動かせなかったんです．それにナースコールが遠くて人が呼べませんでした．トイレに行こうにも，起き上がれなくて．でもよく見たら尿道にもチューブが入っていたんです．もう，ここはどこ？私は本当に私？っていう状態でした．わけがわからない．そうこうしていると，看護師さんがやってきて，何かを言っているんですがよく理解ができない．何言ってるんだ，何やってるんだと思っても声がでない，指が動かない．看護師さんは帰り間際にこう言ったんです．「大丈夫ですよー．何かあったら言ってくださいね」って．この状態で一体何が言えるんでしょうか．それからは毎日が苦痛でした．何でこんな目にあっているんだ，何で何もできなくなっているんだって．家族にも当たってしまったかもしれない．何かが迫ってくるような気がして，夜が怖いんです．寝ていても，悪夢にうなされよく目が覚めます．でも恐ろしい感覚しか覚えていなくて．次第に寝るのが怖くなりました．食事も摂れないんですよ？鼻にチューブが入っていてそこから栄養を入れていますと看護師は言うんですけど．そんなことあります？私には口があるんですよ？でもいざ嚥下の訓練をしてもむせてしまって上手く飲み込めないんです．これからどうなるんだろう．一生このままかなぁって悩みました．妻もきっと同じことを思っていたのではないでしょうか．妻の顔はげっそり痩せていたし，目には以前のような輝きはなかった．きっと私が苦しめていたんでしょう．

　でも，そんな最悪の日々のなかで，少し転機と思われることが起きました．立てたんですよ．あの，何をするときにも看護師の介助を必要として，

お風呂さえ入れず体を自分で拭くこともできないような自分が，介助されながらではありますが立てたんです．もういろんなことを考えました．これだったらトイレに行けるんじゃないかとか，売店に行ってみようとか，世界が広がったんです．そう思ったら，すごくやる気が出てきて，自室でもなるべく動こうと思って起き上がる練習をしたり，はじめて筋トレなんてのもやってみました．その後はよいことが続きました．できることが1つずつ増えていくと，自分の家での生活を考えるようになりました．自分は普段2階に住んでいたんですが，今のこの足じゃあ2階には行けないなとか，妻と相談してリフォームが必要だねとか．まだ夜は怖いです．悪夢もたまに見ますし，やっぱり寝られないときも多いです．それでも今は自分の生活に向けて1つ1つできることが増えるという楽しみができたので，最悪の日々ではないです．最高ではないですが（笑）．それでも家族との絆は深くなったように感じますし，看護師さんたちにも優しくなれた気がします．まだまだ家に帰るまで道のりがどれぐらい続くかわかりませんが．まずは家に帰ることを目標に頑張ってみようと思います．でも，きっともう店頭のレジには立てないだろうなぁ….

おわりに

「やさしくわかるECMOの基本」を発刊して1年になる．あのECMOの本を執筆しながら横目で見ていた娘の安らかな優しい呼吸は，まさに患者の呼吸管理のお手本のようであった．そして今，この「ICUから始める離床の基本」の執筆をする僕の隣には，2人目の娘がいる．

娘は一生懸命にハイハイをして，リビングにある椅子の手すりに手をかけ，おぼつかない足で立ち上がろうとする．それを見る僕と妻は，必死でそれを応援し，娘のその姿に惚れ惚れとしながら，立ち上がるそのときを決して見逃さぬよう，転んで怪我をせぬよう，心底幸せな気持ちでそれを見守る．

ICUでの離床も，同じだよね．

患者がベッドから起き上がり，理学療法士の腕にしがみつきながら立ち上がったときの感動．それは，赤子が小さな足でつかまり立ちをしたときの，あの感動となんら変わりはない．息子が，娘が，甥っ子が，姪っ子が，立ち上がったそのときの感動を，僕らは決して忘れていないはずである．

あの感動を，僕らのICUで．

お爺ちゃんが，お婆ちゃんが，お父さんが，お母さんが，病床から立ち上がるそのときを夢見て，家族の希望を一身に背負い，僕らは離床を創出する．

ICUから始める離床は，決して簡単ではない．しかし，床に伏す患者を，やすやすと茶毘に付してはならない．途切れた患者の人生をとり戻すことこそが，ICUの使命なのだから．

宇都宮にて
小倉崇以

付録

資料1　Richmond Agitation-Sedation Scale

スコア	状態	説明	評価に必要な刺激
＋4	好戦的な	明らかに好戦的な，暴力的な，スタッフに対する差し迫った危険	
＋3	非常に興奮した	チューブ類またはカテーテル類を自己抜去；攻撃的な	
＋2	興奮した	頻繁な非意図的な運動，人工呼吸器ファイティング	
＋1	落ち着きのない	不安で絶えずそわそわしている，しかし動きは攻撃的でも活発でもない	
0	意識清明な落ち着いている		
－1	傾眠状態	完全に清明ではないが，よびかけに10秒以上の開眼およびアイ・コンタクトで応答する	よびかけ刺激
－2	軽い鎮静状態	よびかけに10秒未満のアイ・コンタクトで応答	よびかけ刺激
－3	中等度鎮静状態	よびかけに動きまたは開眼で応答するがアイ・コンタクトなし	よびかけ刺激
－4	深い鎮静状態	よびかけに無反応，しかし，身体刺激で動きまたは開眼	身体刺激
－5	昏睡	よびかけにも身体刺激にも無反応	身体刺激

※一般的な目標はRASS＝－2〜0．
Sessler CN, et al：The Richmond Agitation-Sedation Scale：validity and reliability in adult intensive care unit patients. Am J Respir Crit Care Med, 166：1338-1344, 2002 より引用．

資料2　Critical-Care Pain Observation Tool

評価項目	状態	説明	点数
A：表情	筋肉の緊張が全くない	リラックスした状態	0
	しかめ面，眉が下がる，眼球の固定，まぶたや口角の筋肉が委縮するなど	緊張状態	1
	前述の顔の動きとぎゅっとするに加え硬く閉じる	顔をゆがめている状態	2
B：身体運動	全く動かない（必ずしも無痛を意味していない）	動きの欠如	0
	緩慢かつ慎重な運動・疼痛部位を触ったりさすったりする動作・体動時に疼痛部位に注意を払う	保護	1
	チューブを引っ張る・起き上がろうとする・手足を動かす/ばたつく・指示に従わない・医療スタッフをたたく・ベッドから出ようとする	落ち着かない状態	2
C：筋緊張（上肢の他動的屈曲と伸展による評価）	他動運動に対する抵抗がない	リラックスした	0
	他動運動に対する抵抗がある	緊張状態・硬直状態	1
	他動運動に対する強い抵抗があり，最後まで行うことができない	極度の緊張状態あるいは硬直状態	2
D：人工呼吸器の順応性（挿管患者）	アラームの作動がなく，人工呼吸器と同調した状態		0
	アラームが自然に止まる		1
	非同調性：人工呼吸の妨げ，頻回にアラームが作動する		2
または 発声できる（抜管された患者）	普通の調子で話すか，無音		0
	ため息・うめき声		1
	泣き叫ぶ・すすり泣く		2

※4つの項目の合計点（A＋B＋C＋D），2点以上が痛みの介入目安．
Rijkenberg S, et al：Pain Measurement in Mechanically Ventilated Patients After Cardiac Surgery：Comparison of the Behavioral Pain Scale (BPS) and the Critical-Care Pain Observation Tool (CPOT)．J Cardiothorac Vasc Anesth, 31：1227-1234, 2017 をもとに作成．

資料3　Behavioral Pain Scale

評価項目	説明	点数
A：表情	穏やか	1
	一部硬い（眉が下がっているなど）	2
	全く硬い（まぶたを閉じているなど）	3
	しかめ面	4
B：上肢	全く動かない	1
	一部曲げている	2
	指をまげて完全に曲げている	3
	ずっと引っ込めている	4
C：呼吸器との同調性	同調している	1
	ときに咳嗽があるが，大部分は呼吸器に同調している	2
	呼吸器とファイティング	3
	呼吸器の調整をしても同調しない（調整がきかない）	4

※3つの項目の合計点（A＋B＋C），6点以上が痛みの介入目安．
Ahlers SJ, et al：The use of the Behavioral Pain Scale to assess pain in conscious sedated patients. Anesth Analg, 110：127-133, 2010をもとに作成．

資料4　Sedation-Agitation Scale

スコア	状態	説明
7	危険なほど興奮	気管チューブやカテーテルを引っ張る ベッド柵を越える．医療者に暴力的 ベッドの端から端まで転げ回る
6	非常に興奮	頻回の注意にもかかわらず静まらない 身体抑制が必要．気管チューブを噛む
5	興奮	不安または軽度興奮 起き上がろうとするが，注意すれば落ち着く
4	平静で協力的	平静で覚醒しており，または容易に覚醒し，指示に従う
3	鎮静状態	自然覚醒は困難．声がけや軽い揺さぶりで覚醒するが，放置すれば再び眠る 簡単な指示に従う
2	過度に鎮静	意思疎通はなく，指示に従わない 自発的動きが認められることがある．目覚めていないが，移動してもよい
1	覚醒不能	強い刺激にわずかに反応する，もしくは反応がない 意思疎通はなく，指示に従わない

※一般的な目標はSAS＝3～4．
Khan BA, et al：Comparison and agreement between the Richmond Agitation-Seda- tion Scale and the Riker Sedation-Agitation Scale in evaluating patients' eligibility for delirium assessment in the ICU. Chest, 142：48-54, 2012より引用．

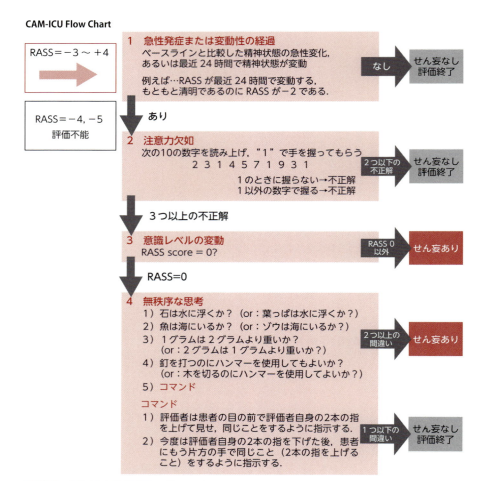

資料5　CAM-ICU フローチャート

Harvard CAM-ICU Flowsheet（by Houman Amirfarzan, M.D.）より引用．

資料6 ICDSC

Intensive Care Delirium Screening Checklist（ICDSC）

このスケールはそれぞれ8時間のシフトすべて，あるいは24時間以内の情報に基づき完成される．明らかな徴候がある＝1ポイント；アセスメント不能，あるいは徴候がない＝0で評価する．それぞれの項目のスコアを対応する空欄に0または1で入力する．

1．意識レベルの変化 （A）反応がないか，（B）なんらかの反応を得るために強い刺激を必要とする場合は評価を妨げる重篤な意識障害を示す．もしほとんどの時間（A）昏睡あるいは（B）昏迷状態である場合，ダッシュ（−）を入力し，それ以上評価を行わない． （C）傾眠あるいは，反応までに軽度ないし中等度の刺激が必要な場合は意識レベルの変化を示し，1点である． （D）覚醒，あるいは容易に覚醒する睡眠状態は正常を意味し，0点である． （E）過覚醒は意識レベルの異常と捉え，1点である．（1点）	
2．注意力欠如；会話の理解や指示に従うことが困難．外からの刺激で容易に注意がそらされる．話題を変えることが困難．これらのうちいずれかがあれば1点．	
3．失見当識；時間，場所，人物の明らかな誤認．これらのうちいずれかがあれば1点．	
4．幻覚，妄想，精神異常；臨床症状として，幻覚あるいは幻覚から引き起こされていると思われる行動（例えば，空を掴むような動作）が明らかにある．現実検討能力の総合的な悪化．これらのうちいずれかがあれば1点．	
5．精神運動的な興奮あるいは遅滞；患者自身あるいはスタッフへの危険を予防するために追加の鎮静薬あるいは身体抑制が必要となるような過活動（例えば，静脈ラインを抜く，スタッフをたたく）．活動の低下，あるいは臨床上明らかな精神運動遅滞（遅くなる）．これらのうちいずれかがあれば1点．	
6．不適切な会話あるいは情緒；不適切な，整理されていない，あるいは一貫性のない会話．出来事や状況にそぐわない感情の表出．これらのうちいずれかがあれば1点．	
7．睡眠／覚醒サイクルの障害；4時間以下の睡眠，あるいは頻回な夜間覚醒（医療スタッフや大きな音で起きた場合の覚醒を含まない）．ほとんど1日中眠っている．これらのうちいずれかがあれば1点．	
8．症状の変動；上記の徴候あるいは症状が24時間のなかで変化する（例えばその勤務帯から別の勤務帯で異なる）場合は1点．	

Bergeron N, et al：Intensive Care Delirium Screening Checklist：evaluation of a new screening tool. Intensive Care Med, 27：859–864, 2001
著者の許可を得て逆翻訳法を使用し翻訳．
翻訳と評価：卯野木 健（札幌市立大学），水谷太郎（筑西市医療監），櫻本秀明（茨城キリスト教大学）
http://www.md.tsukuba.ac.jp/clinical–med/e–ccm/_src/343/ICDSC.pdf より，卯野木 健氏に許可を得て転載．

付録

索引

数字

4つのE................................62

欧文

A・B

ABCDEバンドル..................32
ABCDEFバンドル............32, 188
ABCDEFGHIバンドル..........188
ADL.....................................15
agitation（興奮）..........127, 131
APTT.................................179
ARDS.................................101
AVERT study....................151
awake ECMO....................174
Behavioral Pain Scale（BPS）
....130
Berlin Definition..............101

C

CAI（カテコラミンインデックス）............................141
Chronic Critical Illness......44
CK（クレアチニンキナーゼ）..27
Confusion Assessment Method fo the ICU（CAM-ICU）.........................133
continuous renal replacement therapy（CRRT）..145
Critical-Care Pain Obserbation Tool（CPOT）........130
Critical Illness Myopathy（CIM）..............................43
Critical Illness Neuromyopathy（CINM）....................43
Critical Illness Polyneuropathy（CIP）......................43
CVカテーテル.....................55

D・E・F

Daily sedative interruption
....132
damaged control resuscitation/damaged control surgery...............................10
delirium（せん妄）.......127, 131
DOAC...............................158
DSI....................................132
Early Mobilization..............30
ECMO...............................172
ECMO specialist...............177
ECMOマニュアル...............174
Educate（教育）.................63
Engage（従事）.................62
Evaluate（評価）...............66
evidence based medicine
....56
Execute（実行）.................64
FIO₂...........................93, 101
Frail..................................43

I

ICP....................................153
ICU acquired delirium........33
ICU acquired weakness（ICU-AW）...........18, 33, 42
ICU関連筋障害...................33
ICU関連せん妄...................33
ICU日記.............................190
ICU入室期間.................24, 35
ICU部長...............................74
immobility（不動）.......127, 134
Intensive Care Delirium Screening Checklist（ICDSC）..........................133

J〜P

JATEC................................65
Lung Rest..........................175

mortality..............................9
Nursing protocolized targeted sedation...............132
PADIS 2018ガイドライン
..................................126, 127
PADガイドライン...............127
pain（疼痛）.............127, 128
PaO₂.................................101
PDCAサイクル......................62
PEEP...................................93
P/F....................................101
PICS-F（家族）...........16, 204
Post Intensive Care Syndrome（PICS）.................9
Pronovost...........................55
PTSD..........................16, 126

Q〜V

Quality Improvement...........54
Quality Improvementキャンペーン............................196
Rescue Therapy................175
RICE..................................131
Richmond Agitation-Sedation Scale（RASS）...95, 132
Sedation-Agitation Scale（SAS score）...................132
Sequential Organ Failure Assessment（SOFA）......26
sleep（睡眠）...........127, 135
SOFAスコア.......................195
Spontaneous Awakening Trials（SAT）....................33
Spontaneous Breathing Trials（SBT）....................33
Surviving Sepsis Campaign
....10
t-PA..................................153
V-A ECMO.........................172
ventilator induced lung injury...............................10
V-V ECMO.........................172

220　ICUから始める離床の基本

和 文

あ行

アイマスク 136
アウトカムのデータ 61
悪夢 19, 126, 190
アセトアミノフェン 130
アロマセラピー 136
アンケート 69
安静 20
安静指示 22
安全管理 80
意識障害 24
維持透析患者 145
医療コスト 24
ウォーカー 169
運動機能障害 18
運動の質 74
運動療法 39
栄養チューブ 98
エキスパート 173
エルゴメーター 165
嚥下筋群 164
嚥下機能 75
炎症 38
炎症促進物質 39
エンドフィール 163
オーダーメイド 137
オピオイド（麻薬） 130
音楽 136
音楽療法 131

か行

介護老人保健施設 14
咳嗽 152
開頭減圧後 153
化学性肺炎 105
家族（PICS-F） 16, 204
過鎮静 132

カテーテル関連血流感染 55
カテコラミン 23, 140
カテコラミンインデックス
（CAI） 141
ガバペンチン 130
カルバマゼピン 130
看護師長 74
完全側臥位 163
記憶 19
机上の空論 58
キャンペーン 55
急性心筋梗塞 94
急性腎不全 145
教育（Educate） 63
凝固線溶系 179
胸鎖乳突筋 164
業務過多 81
極度の疲労 98
起立性低血圧 97, 147
筋萎縮 28, 31
筋壊死 28
筋骨格系 26
筋弛緩薬 20
くも膜下出血 152
クレアチニンキナーゼ（CK） 27
クロルヘキシジン 55
頸部筋群 164
ケタミン 130
血管平滑筋作用 141
血腫除去 153
血小板 179
血糖値 20
言語聴覚士 75
抗炎症効果 39
抗凝固療法 158
抗酸化作用 39
拘縮予防 162
興奮（agitation） 127, 131
高齢化 18
誤嚥 75

呼吸ECMO 172
呼吸補助筋 164
コスト 36
コスト削減効果 37
雇用状況 20

さ行

作業療法士 75
酸素需要量 89
酸素消費 23
酸素濃度 101
指圧療法 136
視空間認知 19
自己申告スケール 130
自己抜管 23
支持基底面 165
耳栓 136
持続的腎代替療法 145
質改善運動 54, 196
実行（Execute） 64
実行能力 19
死亡率 9
シミュレーショントレーニング 174
社会復帰率 12, 13
従事（Engage） 62
重症急性呼吸不全 101
集中治療認定看護師 71
収入 20
出血 179
掌握運動 168
上後腸骨棘 169
上前腸骨棘 169
障壁 77
静脈血栓症 157
褥瘡 103
人員不足 81
神経因性疼痛治療薬 130
神経筋刺激装置 165
人工呼吸器関連肺炎 24

221

人工呼吸器期間	20	低換気療法	10	プラトー圧	175
人工呼吸器離脱	35	底背屈	168	フレイル	43
身体機能障害	15	低分子ヘパリン	158	プレガバリン	130
伸展位	164	定例会議	113	プロセスのデータ	61
心房細動	94	デクスメデトミジン	132	プロトコール	133
睡眠（sleep）	127, 135	疼痛	98, 127, 128	プロポフォール	132
スケジューリング	87	頭部外傷	152	併存疾患	20
ステロイド	20	動脈血酸素分圧	101	ヘパリン	158
ストレス障害	16	動脈硬化	39	ベンゾジアゼピン	132
生活環境	202	時計	134	ベンゾジアゼピン系	24
性別	20	努力呼吸	94		
脊椎損傷	152				

な・は行

専従理学療法士	88		
センター化	173	日記	134
専任理学療法士	88	認知機能障害	15
せん妄（delirium）	127, 131	認知処理速度	19
騒音	134	脳圧	152
挿管セット	96	脳灌流	152
挿管チューブ	98	脳梗塞	152
臓器障害	139	脳室ドレナージ	153
早期離床	9	脳出血	152
早期リハビリテーション	9	脳卒中	151
鼠径	147	脳浮腫	154

ま・ら行

前橋早期離床アルゴリズム	85
前橋早期離床プロトコール	82
膜型人工肺	172
マンパワー	77
ミダゾラム	132
無気肺	102
メンタルヘルス	15
メンテナンス	114
ラメルテオン	134
理学療法士	74
離床	30
リスク管理	80
リスクファクター	20
リドカイン吸入	154
リハビリテーション	30
リハビリテーションオーダー	87
リハビリテーション病院	14
リラクゼーション療法	131
ルート抜去	23
冷却療法	131

た行

第2の患者	204
体位変換	162
代謝亢進	23
大転子	164
多機能ベッド	164
多職種連携	90
多臓器障害	25
多臓器不全	25
脱血不良	146
注意	19
中心静脈カテーテル	55
超音波	160
鎮静	126
鎮痛	126, 129
鎮痛補助薬	130

ノルアドレナリン	140
肺移植待ち	175
敗血症	139
肺塞栓	157
背側肺	102
バリア	58, 77
バリアプリコーション	55
光	134
ビッグデータ	197
評価（Evaluate）	66
不安	16
フェンタニル	130
腹臥位療法	102
不整脈	94, 142
不動（immobility）	127, 134
負の連鎖	129
フラッシュバック	19, 190

プロフィール

執筆 劉 啓文（りゅう けいぶん）

2012年東京慈恵会医科大学卒業．済生会宇都宮病院で初期研修を終えたのち，2014年4月より前橋赤十字病院 集中治療科救急科で集中治療，救急，プレホスピタル，災害医療に従事．前橋赤十字病院で培った早期離床のノウハウを世界に発信し続けている．専門は早期離床，ECMO，PCAS．
2018年7月より The University of Texas Medical Branch, Department of Anesthesiology and Translational Intensive Care Unit に留学．2019年秋から，The Prince Charles Hospital, Critical Care Research Group にECMO研究の留学予定である．
救急専門医，日本航空医療学会認定指導医，臨床研修指導医，日本統括DMAT隊員．

小倉崇以（お ぐらたかゆき）

済生会宇都宮病院 救急・集中治療科 栃木県救命救急センター 副センター長．医学博士，救急科専門医，集中治療専門医，熱傷専門医，外傷専門医，呼吸療法専門医，航空医療学会認定指導医．世界保健機関（WHO）国際緊急援助隊 熱傷災害診療ワーキンググループ 委員．米国心臓学会 蘇生科学シンポジウム 2018 最優秀演題賞．米国心臓学会 蘇生科学シンポジウム 2012 〜 2017 若手研究者賞 6年連続受賞．日本救急医学会雑誌 編集幹事．日本外傷学会 評議員・多施設共同臨床研究委員会委員．日本熱傷学会 災害ネットワーク検討委員会委員．
2019年．満を持して地元宇都宮に帰還し，重症外傷やECMO患者を受け入れる救命救急センターと心臓血管外科術後患者を受け入れる特定集中治療室の一括運営を担う．

ICU から始める離床の基本
あなたの施設でできる早期離床のヒケツ教えます！

2019 年 7 月 20 日　第 1 刷発行	執　筆	劉　啓文，小倉崇以
	発行人	一戸裕子
	発行所	株式会社　羊　土　社
		〒 101-0052
		東京都千代田区神田小川町 2-5-1
		TEL　　03（5282）1211
		FAX　　03（5282）1212
		E-mail　eigyo@yodosha.co.jp
		URL　　www.yodosha.cc.jp/
ⓒ YODOSHA CO., LTD. 2019	装　幀	ペドロ山下
Printed in Japan	印刷所	株式会社平河工業社
ISBN978-4-7581-1853-8		

本書に掲載する著作物の複製権，上映権，譲渡権，公衆送信権（送信可能化権を含む）は（株）羊土社が保有します．
本書を無断で複製する行為（コピー，スキャン，デジタルデータ化など）は，著作権法上での限られた例外（「私的使用の
ための複製」など）を除き禁じられています．研究活動，診療を含み業務上使用する目的で上記の行為を行うことは大学，
病院，企業などにおける内部的な利用であっても，私的使用には該当せず，違法です．また私的使用のためであっても，代
行業者等の第三者に依頼して上記の行為を行うことは違法となります．

JCOPY ＜（社）出版者著作権管理機構　委託出版物＞
本書の無断複写は著作権法上での例外を除き禁じられています．複写される場合は，そのつど事前に，（社）出版者著作権
管理機構（TEL 03-5244-5088，FAX 03-5244-5089，e-mail：info@jcopy.or.jp）の許諾を得てください．